Rochelle、Ayaha——著

不說話的女孩

雖然我們有選擇性緘默症
但是有話想說

選擇性緘默者可能具有下列特質

如同每個精神（心理）疾患一樣，選擇性緘默症患者也有一些共通的特質，這些特質未必是診斷標準，比較像是專家、治療師觀察到的普遍現象，儘管實際上因人而異，但是這些共通特質提供一個脈絡，讓我們更容易從各個面向理解選緘者可能的難處與長處。

選擇性緘默症患者可能具有下列特質：

- 比別人更容易擔憂。
- 對於聲音、觸覺和人群非常敏感。
- 聰明、好奇、具有敏銳的洞悉能力。
- 對於他人的想法和情緒非常敏感。
- 難以表達自我情感。
- 具有優於常人的專注力。
- 他們感到焦慮時，無法注視他人的眼睛。他們可能會別過頭去，彷彿忽略他人的存在，因此常被誤以為不友善。其實，他們只是不知如何反應。
- 他們焦慮時，沒有笑容、表情木然而冷漠。在學校，他們大多數時間都是焦慮的，因此不管是微笑或大笑，任何情感的表達都非常困難。其實，他們往往具有奇特的幽默感。

．他們焦慮時、或感覺被注意時，就會肢體僵硬、舉止彆扭。

．回應點名、打招呼、說謝謝或再見，對他們來說簡直無比困難。因此他們看起來可能無禮或者傷人，但絕不是故意的。

．對於問題或指令做出任何方式的反應，他們都非常緩慢。

（以上資料中譯由「台灣選擇性緘默症協會」提供，Copyright 2017 SMAT）

如何和選擇性緘默者互動

當身邊出現「選擇性緘默者」時，應該如何與他們相處？可以主動和他們搭話嗎？如何知道什麼時候他們願意開口呢？以下是和選擇性緘默症者互動時，應該和不該做的事。

第一、不要求選擇性緘默者說話，也不要注意他不說話的行為

絕對不要問：「你今天要跟我說話嗎？」他們極度焦慮，以至於聲音就是出不來。注意不說話的行為只會徒增他們焦慮，讓他們更難以開口。因此，我們的目標是讓他們盡可能放鬆，去除所有說話的壓力。微妙的是，這樣他們反而較有機會開口說話。

第二、不要讓他們成為注目焦點

「選緘者」通常高度警覺，不喜歡成為關注目標，甚至可能因此而焦慮到動彈不得，所以請將他們和其他人一視同仁。也請不要忽略他們，盡一切可能讓他們用做得到的方式參與。

第三、不要因不說話而責備他，也不要因他不說話而表現出挫折感

選緘者並非叛逆或頑抗，他們想要說話卻做不到，不應該予以責備。

第四、不要直接問他們問題

問問題只會凸顯出他無法說話的窘境，只是增加焦慮，讓他更難開口。和選緘者互動時，可以採用播報員的方式，就是敘述正在進行的事，不要求他們說話。

第五、避免和他們直接眼神接觸

眼睛直視會增加他們的焦慮，並且隱含著需要回應的預期，因此會令他們更害怕。當然，你可以看著他們，但須避免直接盯著他的眼睛。

第六、如果他們跟你說話，不要表現出驚訝，也不要立刻讚美

當選擇性緘默者第一次對你說話，這當然非常值得興奮，但很重要的，你不能大驚小怪，必須若無其事。這樣他們才會覺得，說話很平常，並沒有預期中的可怕。

以上和選擇性緘默者互動應該和不該做的事，目的是營造沒有壓力的環境。在此前提之下，才能開始進行一次一小步計畫，循序漸進的讓他們遠離於說話的恐懼。

（以上資料中譯由「台灣選擇性緘默症協會」提供，Copyright 2017 SMAT）

推薦序

無聲的雙人舞

黃晶晶（台灣選擇性緘默症協會理事長／母親）

一位心理系女孩，一位哲學系女孩，分別來自台灣和日本，因為同樣是選擇性緘默症而相知相惜，透過書信往返彼此陪伴。Rochelle和Ayaha共筆的《不說話的女孩：雖然我們有選擇性緘默症，但是有話想說》像是優雅的雙人舞，時而平行、時而交錯地無聲訴說著，每個字都有溫度，讓人揪心又讚佩，是我讀過最細膩而深刻的選緘親身故事！

因為焦慮一啟動，聲帶和身體就當機，所以一般人不假思索的日常動作，像是打招呼、在別人面前吃飯……，對選緘者往往是莫大挑戰。其他人察覺不到的細微差別，對他們卻有如千斤之重，例如：課堂上只是從打電腦改為用筆寫，便令Rochelle緊張不已。有時他們必須將他人理所當然、一步到位的事切割成一百步，耐心而堅定的一小步、一小步克服。

每當選緘者在心裡的無聲戰爭中默默掙扎，只要有人溫柔的對待，便如一顆星星點亮整個夜空！例如書裡那個確保Rochelle分組不落單的同學，那個陪伴Ayaha口頭報告的老師，哪怕只是報以微笑或坐在身旁，都是天使，瞬間暖化身體凍住的他們。而書裡Ayaha的聽障特教助理員，以及用電腦輔具代替說話的教授，都彰顯出以各種表達方式做出貢獻的可能性！

令人欣慰的是，大學的資源教室能提供選緘學生協助。但有時環境仍然不夠彈性，使得選緘者求學和圓夢的路途更加艱困。Rochelle因為無法口語報告而被迫放棄選修嚮往的課程，許多選緘者無法口試，在陌生考場也會僵硬而無法筆試。《選擇性緘默症資源手冊》第二版說：曾經使用並顯著影響成績的考試方式，便應允許採用[1]，例如：以錄音代替口試、在熟悉的地點筆試。期待台灣落實《身心障礙學生考試服務辦法》的規定：「考試服務之提供，應以達成該項考試目的為原則。」盼望Rochelle如願成為心理師，選緘者得以在更友善的環境中發揮其特質：認真、敏銳、高度同理心和正義感。

記得在拙譯《為什麼孩子不說話？——選擇性緘默症，一種選擇不了的沉默焦慮》書末，我許下願望：祈盼能有台灣版選緘者自述心聲的出版。感謝Rochelle和Ayaha實現我的願望！若您有類似經歷，讀來必定感同身受，隨之自我抒發和療癒。若您未曾親身經歷，或許較難想像如此幽微晦澀的情感，但正如本書所說，「每個人生命裡都有一位不說話的女孩」，本書或許讓您注意到身旁類似特質的人，從而給予他們做為一個人的尊重與善待，這樣便已足夠。

1 Johnson, M. & Wingtens, A. (2016). Selective Mutism Resource Manual 2nd ed., 414.

不因選緘而限制自己

露絲・派來德尼克（Ruth Perednik）
（焦慮及選擇性緘默症治療中心美國／英國／以色列主任）

2018年三月，我在香港舉辦一場選擇性緘默症工作坊，也第一次遇見有選擇性緘默症的Rochelle（台灣的心理系學生）和Ayaha（日本的哲學系學生）。他們在網路上認識彼此、成為朋友，並在那場工作坊中與彼此見面。

選擇性緘默症是一種焦慮疾患，患者可以在某些場合和特定的人說話，但無法跟其他人交談。請想像一個人如何馳騁於世界而沒有能力用言語表達、請求、抗議或給他人建議。不可思議的是，Rochelle和Ayaha都離開自己的舒適圈，到香港一起參加人數眾多的工作坊，並多次在工作坊中與我互動。他們真的很勇敢，不因選緘而限制自己——無論是讀書、與陌生人接觸、旅行，如今的他們甚至勇於打開心胸，和他人分享自身的經驗。我相信將來的他們能幫助更多和他們一樣面臨類似困境的人。

對於這本書的出版，我滿懷期待，這將會是一個關於兩位多才多藝的女孩如何建立彼此的友誼、一同對抗選緘，如何在台灣與日本面對他們處處充滿難題的生活，如何不屈服於選緘疾患的奮鬥故事。我相信書中寶貴的分享與見解，將引領讀者以兩位女孩的角度探索選緘生活與奧妙，讓我們對選緘有更進一步的了解，並以多一點敏銳、多一點支持和理解去與選緘患者共處。

Rochelle和Ayaha的書裡充滿選緘的故事、成長的希望與友情的真摯，他們的創作讓我驚嘆不已，深感敬佩。

他們也這麼推薦……

受選擇性緘默症影響的人，無法如常人般自在地開口說話。來自台灣與日本的兩位女孩，突破了距離的限制，跳脫了語言的框架，以本書作為載體，一字一句、一點一滴地寫下她們內心世界既真實又豐富的情感與風景。邀請有緣瞥見此書的你，一同走近這兩位女孩與其他選擇性緘默症患者的內心，理解每位選擇性緘默症獨特的沉默。相信在細細閱讀本書後，我們也將發現每個獨特的沉默裡，原來都存有著力量。

丁郁芙、蘇益賢（「心理師想跟你說」經營者／臨床心理師）

開口說話，看似自然而然，但對有些人，卻存在著無人知曉的焦慮、煎熬與痛苦。長期以來，選擇性緘默總是被忽略，被漠視，被誤解，被邊緣化。可貴的是，現在有了這一本書，以貼近當事人的內心歷程，字字句句，悄悄地，敲醒著我們瞭解，在這緘默幕後，存在的生命，是如何走過一段段迂迴、顛頗、荊棘的成長道路。每個人的生命故事都是獨一無二的，但你卻可以從這本書的閱讀中，產生共鳴。選擇性緘默，需要被聽見。這本書，需要被看見。

王意中（王意中心理治療所所長／臨床心理師）

《不說話的女孩：雖然我們有選擇性緘默症，但是有話想說》是「選緘女孩向前衝」，看見兩位台、日女孩突破自身疾病苦楚的藩籬，努力衝向內心夢想的成長軌跡，見證她們跨越語言文化差異，以書信往返知心交心的過程！

也是「大專師生必讀書籍」我們需要理解學生的多樣性有些能於上台時滔滔不絕，表現自我，享受舞台，有些個體有語言表達的恐懼，只希望在教室的一隅安安靜靜地上課，希冀老師們能打破單一評分標準，能夠以預先錄影或書面報告的替代方式來完成學分評分，這即是因材施教的展現。

這本書可讓我們相信社會因為包容而美麗，人類因勇氣而偉大！

邱姵寧（台北市立關渡醫院身心科主治醫師）

不因沉默而被誤解堆滿

很開心看到兩位有著類似際遇跨國友誼的勇敢女孩，透過流暢書寫表達的方式，讓平常對於開口表達不困難的人們，可以「不以病理的視角」看待有這樣特質的大人或孩子。本來世界上就沒有兩個一樣的人，大家都有不同的特質，只是今天社會上強調口語溝通表達的特質，並不是每個人都具有的。

科技發達的今天，溝通的方式有許多型態，在社群媒體上不需開口就可以用文字表達自己的想法、攝影繪畫或其他的創作方式表達。多元的社會鼓勵多元的表達方式，讓所有人有自己風格的表達，不再因為沉默無法口語而在人生的道路上被無數的誤解堆滿。

陳錦雪（台北市永樂國小資優班退休教師）

用蕙質蘭心、聰穎體貼、思緒敏捷來形容與我結緣一年多的Rochelle實不為過。二〇一七年的九月開學日，我任教「生涯輔導研究」的班上學生中，坐在前排、聽課認真的一個女孩，竟是上蒼給我的最大驚喜之美好禮物——從未聽過的「選緘症」——Rochelle教會了我許多事。從此我方多識得這美好的缺憾，因為六十多年來，我始終堅信「Nobody is perfect. Nothing is perfect!」我們誰無缺憾（陷）？端視個人如何勇敢看待、不畏缺憾、迎戰因應『它』罷了！

欣聞Rochelle要出人生的第一本書，謹以無比歡欣及喜悅之心，加上摯誠鼓舞、無限肯定之情，為我這位十分特別、可以鼓舞更多「不完美」的大眾朝向更積極正向人生邁去的出色學生，留下這一頁最摯誠的序！加油！Rochelle。

饒夢霞（成功大學師資培育中心副教授）

作者序

Rochelle

從二〇一七年走到如今二〇一九年，這一、兩年的時間發生了許多事情：台灣選擇性緘默症協會正式成立；大大小小的宣導活動；醫師給了我「選擇性緘默症」這個診斷；與Ayaha相識……，說長不長、說短不短的歲月，回首再看，已然經歷許許多多，走了好長一段路。

自從認識Ayaha之後，我們一起做了好多事情，一起經營粉絲專頁；一起遊覽台灣；一起到香港參與工作坊；一起完成這本書。以前，我從來沒有想過自己能夠做到這些，現在想起來都覺得有點瘋狂，但是，因為有Ayaha在，彼此好像擁有了雙倍的力量，去實踐我們共同的願望與夢想。

由於當時生病的緣故，錯過了台灣選擇性緘默症協會所舉辦的「十月台北默默小聚」，當時理事長邀請我以書寫寄語的方式遠端參與，我寫下的是：「但願我所經歷的苦痛，不再發生於世上的每個角落；而我所經歷的美好，可以在他人身上延續與綻放。每一位選擇性緘默症的孩子都能夠被溫柔以待，是我們共同的盼望。」這也是我和Ayaha寫這本書的動機與目的。台灣有一群關心選緘的孩子、家長、老師、醫事人員，我想，他們同樣希望選緘能被看見、被重視、被理解，大家都透過自己的方式努力著，演講、研習、聚會、義賣、翻譯、繪本、影片、報導、會議、支持團體、國際交流等等，Ayaha與我非常願意以我們自己的方式，貢獻一份心力。

選擇性緘默症，並非罕見疾病，卻罕為人知。在焦慮情境下，我們想說話卻說不出來，有時候身體會凍住、僵住，有時候會合併恐慌、聽覺敏感等症狀或疾患。或許和其他疾病相較，選緘看似病況單純、不會致命，但是和所有疾病一樣，仍然帶給生活種種挑戰，或許多數人很難想像時常不能自由言語、不能自由移動的日子，希望我們的文字可以帶領讀者進入選緘者的世界。真誠希望這本書能讓選緘者稍稍感覺不那麼孤單；讓大家多認識選緘一點點；讓正在與自身困境搏鬥的人們，多一些些力量。

走過一遭，選緘教會了我：每個人都曾經歷過有口難開的情境，不論是否為選緘者，我們都很努力，用自己的方式，「說」出自己內心的聲音。另一方面，感恩珍惜語言的力量，並滿懷謙卑，小心惡語傷人，記得隻字片語亦能溫暖人心。

不免俗地，簡單但真摯感謝身邊的人——謝謝Ayaha相互扶持；謝謝醫師、心理師一路陪我走來，見證我的口語表達漸漸進步；謝謝晨心學姊總會在我需要的時刻伸出援手；謝謝悠竹、Cherry、Yeow等心理系一〇九級的同學們協助我完成口頭報告、幫我解圍；謝謝系上徐老師、黃老師以及教育學程饒老師、郭老師的諒解與幫助；謝謝舅舅給我建議，教我用更宏觀的視野助人；謝謝爸爸、媽媽、阿姨、表哥陪伴與支持我走上理解選緘的旅途；謝謝台灣選擇性緘默症協會的黃理事長給予許多寶貴的機會；謝謝秀威團隊讓這本書可以順利問世……，謝謝每一位幫助過我、幫助過Ayaha的人。最後，謝謝正在閱讀此書的您。

作者序

Ayaha

二〇一七年夏天，當我在台灣旅遊後返家時，我收到一封訊息，來自Rochelle，她在Facebook的選擇性緘默症社團找到了我。

我是一位二十二歲的日本女孩，我有選擇性緘默症。然而，成人之後，我才被診斷出來，由於選緘的緣故，我總認為我是一位奇怪的人，更糟的事情是：我無法分享自己的感受，因為沒有任何朋友有像我一樣的症狀。所以，收到Rochelle的訊息那刻，我真的好興奮呀！因為那是我第一次和選緘者聊天，尤其Rochelle與我年紀相仿、情況相似。

從那時候開始，我們彼此傳訊聯繫。選緘讓我們的學校生活充滿困難，但是任何感到焦慮或害怕的時刻，我們藉此安撫彼此，並且一起面對許許多多的挑戰。

二〇一八年三月，我們頭一次碰面，一起參與香港選擇性緘默症工作坊。剛開始，我沒辦法跟Rochelle說話，甚至直視她的臉對我而言也很困難，我唯一能做的，便是以微笑告訴她見面的欣喜。我們有許多時間相處，我很希望Rochelle能聽見我的聲音，這是自從我對說話的焦慮加劇以來，第一回擁有這樣的渴望。即使如此，我仍然無法做到，那讓我覺得很難過。直到離開香港的前一晚，我們終於能夠用自己的聲音聊天，我打從心底感到開心。

親愛的選緘者們，讓我們相信自己的存在是世上珍貴且需要的。我不願輕易給你們建議，因為我仍然在選緘及嚴重焦慮裡掙扎，有時候，我會討厭我的疾患、討厭我自己。當我離開家門，我的身體就會卡住，無法說任何一句話，在其他人面前書寫或移動也很困難。

我想，或許我永遠也無法克服選緘，我無法想像沒有選緘的生活會是如何，但是，有一天，我希望透過自己闡釋「我有選擇性緘默症」，而非「我罹患選擇性緘默症」，兩者之間有很大的區別。雖然我們有選緘，選緘深深影響我們的生活，但是，如果我們能接納自己、認同選緘是自己很重要的一部分，那不是也很好嗎？

「為什麼我不能說話？為什麼我不能寫字？為什麼我不能移動？為什麼我很焦慮？為什麼是我而不是別人？」坦白說，我有時候會在房間裡如此吶喊，即便我知道這些問題會讓我更加難過。選緘不能限制我們的生活，可是，我們的意念、社群以及社會環境可能讓我們的生活更加艱難。我們必定有想告訴他人的「聲音」，有許多不同的方式表達，那需要時間和努力，我們可以合作，以我們的語言表達我們的聲音。我們並不孤單，希望我們能成為朋友。

現在我在芬蘭讀書，展開新的生活並不容易，可是，每當我遇見困難或感到寂寞，Rochelle都會傳訊息安慰我。我的生活確實打從遇見她開始就改變了，我也很高興得知她寫下自己的故事。希望她的經驗、她的文字、我們的友誼，抵達需要我們的故事的人身邊。

目次
Contents

第一章 啟程

寫在開始之前

雖然我可以說話，但是不知不覺間，我養成了隱藏真心、不把自己真實想法說出來的習慣，內心就變得空洞，覺得無話可說；雖然你平時不說話，但是內心卻有著很多想要傳達給別人的話語。看著你，我就覺得自己也許還有很多想要表達、想要告訴別人的話，和你相遇，我非常高興。

這是日本動畫片《好想大聲說出心底的話》中，男孩對緘默女孩所說的一段經典台詞，這段話語深深觸動我心。女孩年幼時，活潑開朗、伶牙俐齒，卻稚子無心道出父親出軌之事，導致家庭支離破碎，遭到父母親怨懟，「蛋魔」為其封印言語，換取一生平安順遂，此後，女孩一旦嘗試張嘴說話，便腹痛不止，於是長期緘默，直到高中，同班同學甚至誤認為她是語言障礙者／瘖啞人士而口出惡語揶揄。男孩與女孩同為老師指定的社區活動主負責人，在準備活動的過程中有了更多的交集與羈絆，男孩學會坦承以待，女孩學習敞開心扉，而活動之中的音樂劇是女孩的創作，也是她內心最真實的聲音，最終得以擔任戲劇主角，本色演出自己的生命故事。

話語是能夠傷人的

「話語是能夠傷人的，就算後悔也是絕對無法挽回的。」童年的創傷牢牢刻劃於女孩心中。

「我已經能夠接受無趣的自己了。說出自己所想的，被唸了、被批評了還要反擊實在太累了，和周圍的人發生衝突也很麻煩，所以感覺都無所謂了。」男孩對於自己、世界的解讀與詮釋。

「我不在家的時候，你別出門，實在太丟臉了！」這是女孩頭一次鼓足勇氣應門把電費交給社區負責人時，母親的回應。

「為什麼啊？我就那麼可恨嗎？你一直都不說話，鄰居都在說我閒話，你到底想做什麼？故意惹我生氣嗎？你倒是說話啊！想反抗就說啊！我已經累了！」母親在急診對腹痛就醫的女孩這麼說道。

儘管影片中的女孩並非典型選擇性緘默症（更像是創傷反應），然而，我們每個人都有想說卻說不出來的時候，不論是什麼樣的原因——選擇性緘默症、失語症、溝通障礙也好，礙於社會規範、不願讓自己或他人由於言詞受到傷害也罷，多多少少有些「情非得已」，因而「有口難開」。我們有自己不說話的緣由、也可能被誤解，甚至無意間刺傷了別人，語言的本質是為了溝通，卻由於各種因素，讓人與人之間的互動變質，可能曖昧不明；可能虛與委蛇；可能用冷漠寡言或嘮叨多語的面具保護自己。「囝仔人，有耳無嘴」大概是大家共同的童年記憶吧！在傳統文化中，是前人教育孩子學會傾聽、學會尊重、學會察言觀色並因時制宜地表達的智慧諺語，儘管隨著時代演進、社會背景的不同以及普遍的濫用，反倒可能成了苛責孩子的說辭、不允許孩子表達的理由（也許是對於孩子的滔滔不絕感到不耐煩；也許是工作家事繁忙而分身乏術；也許擔憂孩子的純真無邪、不諳世事在外頭失了體面）。另外，生活裡還存在著一些中華文化的禁忌，還記得小時候，舉凡說到「死」、「鬼」等字眼，像是：「高興死了！」、「搞什麼鬼？」之類的，長輩便會提醒我們注意言詞，由於忌諱而使用借代、婉曲修辭，似乎是人們的默契，也是每個人「社會化」的過程。所有人都被「規矩」所囿陷、束縛，而選擇性緘默症的孩子，則是被焦慮綁架與囚禁。

不說話也能被聽懂

「唱歌反而是最能傳達心情的。唱出來就不疼了。」男孩鼓勵女孩。

「她是一個很開朗的人，雖然不太愛說話，她的內心活動很豐富。她一直都很努力的。」男孩是如此形容女孩的。

「縱然你不說話，還是能知道你想說什麼呢！」女孩生動的肢體語言逗樂了男孩，帶給他這樣的感受。

「蛋魔什麼的其實根本不存在，是我給自己施加詛咒，蛋魔就是我自己，一個人封閉在蛋裡的自己。蛋裡究竟有什麼？封閉著各種心情、到後來再也裝不下、然後爆發而誕生的這個世界，比想像還要美。」豁然開朗的女孩娓娓道來。

語言是溝通的工具——其中之一，但非唯一。猶記系上諮商、臨床相關課程雖然基礎，老師們卻不約而同教導我們不要遺漏非語言的訊息，不論是當事人呈現出來的，或是我們傳達給當事人的，往往這些非語言訊息更為真實，和語言訊息一樣擁有無可取代的地位，這也是實務上，有些人對於「網路諮商」、「人工智慧諮商」的疑慮之處，我們的表情、眼神、肢體動作、身體姿勢都在生活中佔有一席之地。雖說語言是人類獨有的優勢，然而其他物種沒有語言仍然得以生存不是嗎？再說，我們也經歷過不能說話的嬰兒時期，依然能夠以哭泣告知照顧者我們的需要、以舞拳踢腿表露自己的喜怒哀樂，在學會語言之前，我們已經能夠使用非語言，那麼，又怎麼反倒遺忘、失去了這項技能呢？國中時期大概是紙條最蓬勃發展的年紀吧！各種形式的偷渡紙條不足為奇，塞在筆管裡的、藏在立可帶中的、夾在課本內頁的、直接打在電子辭典的，可是，紙條一波三折、跋山涉水也不是辦法，當時同學之間唇語讀得久了也就能心領神會了。樂團裡的指揮家手持細棒帶領著樂手們、球員在球場上以手勢互打暗號、警員使用吹哨和警示棒疏導交通，不也是非語言訊息的體現嗎？

或許某些時刻，不便使用語言，但是，只要我們願意，任何一種方式都能溝通。我想，這是選擇性緘默症帶給我們的領悟。雖然我們有時候不能說話，仍然如同世上的每一個人一樣，透過各式各樣的途徑好好地活著、努力地與人溝通、交流。雖然我們有選擇性緘默症，但是我們還是有許多話想說。

我覺得《好想大聲說出心底的話》裡男孩的情況彷彿是某一部分的我，能夠言語，卻將最真誠的情感、思緒深深沉落心湖埋藏；女孩的情況好比另一部分的我，縱然無法言語，卻特別希望傳遞溫暖與能量。不論你是那個能說話，卻總是隱忍、默默希望我們的故事，能夠讓你感覺不那麼孤單。讓我們一起長出大聲呼喊的勇氣吧！

承擔的男孩；抑或那位說不出話，卻以自己的方式與世界互動的女孩，

每個人生命裡都有一位不說話的女孩

診斷

「不知道你有沒有學到選擇性緘默症了？你有沒有覺得自己很像？」醫師不疾不徐地對我說道，帶著一絲幽然，又不失謹慎鄭重。我點點頭。

我猜想，就給予診斷時的用字遣詞而言，醫師對我應該是另眼相待吧！這是我的第二個診斷，有別於第一次的懵懂無知，我清楚醫師是間接地訴說她的判斷，而非單純與身為心理系學生的我討論精神疾患的相關知識而已。我不知道多數人得到診斷時是什麼樣的反應，是無法接受的討價還價、哭天搶地？抑或終於鬆一口氣、得到一個說法的救贖感？我只是一如既往的一號表情，兩次都是，沒有泛起天大的波瀾，只是需要很長一段時間去消化，去接納自己複雜的心情。

或許是名稱的關係，許多人都誤以為選擇性緘默症是「自願選擇不說話」，然而，就連我們自己也不那麼清楚能夠說話的對象與情境，儘管可以試圖歸納潛規則，現實狀況更傾向本能。事實上，在感到放鬆的情境（通常是家裡），我們與一般人無異，能說會道、能歌會唱，耳朵聽得見，大腦也能理解語意，只是當焦慮侵襲時（通常是在學校中），我們的聲音彷彿被竊取，不但說不出話來，還成了肢體僵硬、動彈不得的小木偶。大家習以為常的語言表達，對我們而言是來之不易的，其實，選緘和害羞不一樣（有些選緘者甚至是外向活潑的），並不是長大後便能自然改善，也不一定在與人熟悉後就能消失無蹤。不免俗地列出DSM-5診斷標準，可是，我總覺得診斷標準是不易理解、感受的2D，在後面的故事裡，希望讓選擇性緘默症在3D世界活了起來。

根據DSM-5（精神疾病診斷與統計手冊），選擇性緘默症之診斷標準如下：

一、持續地無法在需要說話的特定社交情境中說話（例如：學校），儘管在其他情境可以說話。

二、上述困難妨礙教育、職業成就，或社交溝通。

三、此困難持續至少一個月（不包括入學的第一個月）。

四、無法說話並非因為對於社交情境所須使用的語言，缺乏了解或感到不適。

五、此困難無法以溝通障礙做更適切解釋（例如：兒童期初發型語暢障礙），且並不僅只發生於自閉譜系疾患、思覺失調或其他精神病症的病程中。

許多人在第一次聽聞「選擇性緘默症」時，都向我反應：「我小時候也是這樣耶！」、「國小的時候，一直到畢業我都沒有聽過那位同學的聲音呢！」在教室中，安靜沉默的孩子時常是師長相對放心的一群，「文靜」、「乖巧」是師長對這些孩子的第一印象，如此一來，是不是幾乎沒有人會將他們和「特殊需求」連結在一起呢？

不說話也值得擁有愛

儘管沒有聽過選擇性緘默症，儘管不曾遇見選擇性緘默者，在你的腦海裡，是否浮現了一位幾乎不說話的人呢？或許是男孩／女孩；或許是小孩／青少年／成人；或許是同學／子女／同事／學生／親戚；或許你不曾留意他／曾經疑惑的念頭轉眼即逝／與他親密無間，總有那麼一個身影，駐足於你的記憶。也許，他，就是那一百四十人之一，其中一個被選擇性緘默症偷走聲音的靈魂。

又或者，你是否憶起年少青澀的自己？現在的你是否依然處於靜默的狀態？這些歲月裡，你總是默默地存在，悄悄地來來去去，就像一陣微風掠過，卻沒有激起一道漣漪。看似沉靜的你，也渴望平凡如常的一段親情、友情與愛情，卻將聲音輕輕埋藏在心底的沙灘裡，圈禁在囹圄之中。然而，你也有自己的萬千世界，你也想對人們訴說無數精彩故事。是的，不論如何，你都值得擁有愛和理解。

> 我們都希望被當作人來對待，而這點人性，在很大程度上，取決於一部分人對另一部分人的行為。對某人說話和傾聽某人，就是將他像人一樣對待，或者至少是『人性』對待的開始。然而，這只是第一步，語言只是我們『人類化』的一個出發，不僅僅是語言，還有其他方式可以表達我們做為人類的互相承認，比如一個人用理解的眼神和尊重的神情看待另一個人。
>
> 《對與錯的人生邏輯課》

這段話語是在倫理學課程中讀到的一段文字。作者提及：如果我們舉目所見之人皆是行走的「器物」或「野獸」，我們自己也不會是更好的東西，因此我們需要視他人為「人」。傾聽很難，不帶評價的聆聽更難，我們都渴望被聽懂、被接納、被同理，但是，更習慣「說」而非「聽」，實際上，就算我們當下不能說話，但還是可以用真摯的神情去聽、去傳達自己的感同身受。曾經有一位在活動中認識的學妹告訴我：「謝謝你聽我說，謝謝你總是以笑容回應我。雖然我覺得自己講得很無趣，可是你還是始終面帶微笑，我覺得很開心。」或許下次聽朋友訴苦時，你不需要像我一樣沉默，倒是可以試試看，少說一些、多聽一些，沒有「我覺得」、「你應該」，一個會心的表情、一個真誠的擁抱往往能表達得更多。從另一個角度看，選緘不只是障礙，還是老天爺賜予的禮物，固然被剝奪某些言語的能力，卻擁有更多練習聽、練習寫的機會，其實，我們都一樣，不論可不可以說話，不論有什麼樣的生命課題，都可以愛人與被愛，這是生而為人的天賦。

以病會友

仍然炙熱、毫無秋意的二零一七年九月，台灣女孩向日本女孩遞出臉書的交友邀請，日本女孩回應：「你也是選擇性緘默症社團的成員嗎？」就這樣，兩位女孩便因為選擇性緘默症這個共通點，結下橫越海洋的異國友誼。

「我是Ayaha，二十一歲，日本的大學生。」螢幕上出現她的訊息。

「我的名字是Rochelle，十九歲，來自台灣。」我也簡單自我介紹。

那是我第一次在社群網站上結交異國友人，當時的我們都不會想到，彼此能藉由訊息及電子郵件的往返，與素未謀面的對方發展出深厚的友誼，帶給彼此溫暖堅強的支持、陪伴，更沒有想過，身為大學生的我們，能夠一起為選擇性緘默症發聲。

縱使年幼孩童的患者比率較高（根據《選擇性緘默症資源手冊》，一百四十人中有一人），但是延續至青少年、成人的案例亦非罕見（五百五十人中有一人），Ayaha和我都是其中之一。特定情境的無法言語，阻隔了我們與世界交流的機會，深深影響著我們的學習、人際、自我概念及自理能力等，也可能出現拒學、焦慮、憂鬱的情況。在成長過程中，我和Ayaha為選緘所困，卻不自知，直到成年之後，因緣際會求診，才讓我們的生命得到一個解釋。因為走過這段漫漫長路，更希望選緘能夠被看見。有一種安靜稱為選擇性緘默，有一種無聲的吶喊叫做「雖然我說不出來，但是我好想說」，請聽聽我們的心聲，請幫幫我們，讓含苞的聲音能夠綻放，讓束縛的靈魂得以破繭而出、展翅翱翔。

雖然我們有選擇性緘默症，但是我們有話想說。

選擇性緘默不是你想的那樣

緘默

之前有段時間，網上瘋傳「一句話惹怒各科系學生」、「一句話惹怒各縣市人」，對於某一類型的人，我們似乎都會有先入為主的刻板印象，往往伴隨不太正確的觀念，當聽見他人脫口而出與我們自身相關的NG語句，難免忍不住在心裡直翻白眼。即便選擇性緘默症鮮為人知，多數人第一次接觸這個名詞，依舊習慣「望文生義」：

「所以是你選擇不說話嗎？」、「你是針對某些人不說話喔？」、「你聽得見嗎？聽得懂我說的嗎？」、「你是完全不能說話嗎？可是你現在可以說話欸！」、「那我拿麥克風給你說。」、「是不是相處比較久、比較熟就可以說啦？要認識多長時間你才會說啊？」、「小時候害羞沒關係呀！長大就會好了！」、「我以前也很害羞，強迫自己多說幾次就敢說了啊！」、「之前我也都很安靜，我也是選擇性緘默症啊！」

類似的聲音層出不窮，縱然可以理解他人並無惡意，不免有些受傷，就像胸口被利刃劃過一樣。那些說法當中，最讓人敏感的是：「我也是選擇性緘默症啊！」我想了想，這和日常生活充斥的「髒話」、「罵人的話」、「揶揄的話」有異曲同工之妙，與朋友打鬧之間，我們時常不經意地回嘴：神經病、弱智、腦殘、眼瞎、耳聾、肢障、手殘等等都是以社會上某一群人的困難作為玩笑話，再說精神（心理）疾患好了，心情偶感鬱悶便自稱憂鬱症、脾氣暴躁就說人家是躁鬱症、孩子活潑好動便責備其為過動……。撇除誤用疾病名稱及症狀不談，對多數人而言不過是茶餘飯後的嬉笑怒罵，但是，假如身心障礙人士聽到這些詞語被如此使用，該情何以堪？同等地，我希望在選擇性緘默症更為人知的過程中，「選擇性緘默」這個名詞不輕易被濫用，小自親友談天，大至媒體傳播，不僅僅是患者與家屬的觀感問題，而是普遍的誤用可能讓選擇性緘默者被看見卻視而不見，反倒與宣導、普及的初衷背道而馳，這是我們所不樂見的。

談起選緘，「緘默」是核心症狀，也最容易理解，因此，會從這方面開始，也傾向先簡略帶過，因為在後面的故事裡，不論是什麼樣的主題，亦都緊扣「說話」這件事情。

或許是小時候接觸樂器早，對於音樂懷有特殊的感情和熱愛，學校的課程中，最期待的非音樂課莫屬，跟每位音樂老師也有非一般的交集，可是，每回期末考唱歌、考直笛（或陶笛），馬上變成一條扭扭捏捏的毛毛蟲。小學還算幸運，座號在全班後幾碼，一堂課時常無法完成所有人的考試，下課後留下來與熟悉的音樂老師一對一考試，儘管仍然緊張影響表現，卻沒有太大的問題。國、高中在課堂上測驗，就算是最擅長的吹奏樂器，也因氣息過於短促而表現差強人意，歌唱的部分就更加七零八落、沒在調上了，甚至考後伏在桌上淚流滿面。或許你會說：「這跟我還不是一樣？」是的，大家都會有緊張的時刻，生物演化留下的「戰或逃」反應，是幫助我們生存的本能，但是，選緘者（焦慮疾患者）的焦慮程度遠高於多數人，就像當時的我會由於幾天後的音樂考試而失眠、拒學，甚至必須克制傷害自己的衝動，又或者在考試前後想要蹺課躲在校園的某個角落、情緒滿溢以致於無法隨班上課而待在導師室／輔導室。

背誦與朗讀課文是學生時代不可或缺的記憶，也是我意識到「自己好像跟別人不一樣」的頭一個指標。背書以後默寫小考就罷了，只要是口頭背誦給老師聽，我一定拖到全班最後一位，有些同學的癥結點是記不住，而我是緊張得背不出來、難以提取記憶，雖然求學過程中，每一位國文老師都對我很好，然而，每次背書不論事前背得多熟練，同樣丟三落四，老師提醒一句，下一句我還是想不起來、忘光光。升上高中以後，關於背書，老師給予更多的彈性，採加分制而非強制性，我總是提前準備了好幾天，可是，每回走到老師面前，依然夾著老鼠尾巴逃之夭夭。而課堂中朗讀課文，老師偶爾不死心地試探性詢問與鼓勵我嘗試，我卻只能報以默默無語及「含情脈脈」，狀況好些時，也只是拼命搖頭。

在大一下學期面臨課程大量口語要求的壓力而使緘默更加固著前，我有時候還是可以進行報告的，就是每次都神經兮兮地與尋死念頭相處好幾週，伴隨暈眩、頭疼、胃痛等身體症狀。我告訴自己：把該說的都說了就好。所以，打草稿的時候，我刻意將語句化繁為簡，用最少的字句囊括核心重點，但是，就算帶著講稿上台看著說，原本只有幾句話的稿子，還是硬生生地被我砍掉一半以上——腦筋一片空白沒辦法思考、吞吞吐吐地擠出一字又一字，報告時間大多被沉默所填充。

選擇性緘默症的「進化版」謂之「進行性緘默（progressive mutism）」，換而言之，不管是在學校、在家裡、在任何情境中全面性的無法言語，十八歲時，Ayaha就曾經歷了整整一年的進行性緘默。

是害羞？是選緘？

那是開學前三天。一睜開眼，首先映入眼簾的便是宿舍天花板上的日光燈，「睡前是關了燈的啊！」我對那刺眼的燈光感到疑惑。「你在睡覺嗎？」一位戴著口罩、身著反光背心的男子踩著通往上鋪的木梯，攀在床沿對我說道。我心想：這人好奇怪，他不是看見我躺臥闔眼而眠了嗎？他又為什麼會在這裡？我只是微微「嗯」了一聲。小小寢室裡頭擠滿了人，除了在我旁邊的那位救護員叔叔，還有一位救護人員、宿舍管理員阿姨及保全阿姨。或許是看出了我的疑惑，那位叔叔告訴我，在昏睡前，我迷迷茫茫、無意識地傳遞訊息給家人，訴說自己過量服藥的事情：「我把藥嗑光了。」父母擔心之下請管理員阿姨察看。於是，我在急診室待了一晚，絲毫沒有反抗的力氣。

九月初認識Ayaha以後，或許是年紀相仿、性情相近，加上選擇性緘默這個共同的話題，我們天天透過社群網站聯繫，討論彼此面對生活中大小事情的方式，那是我們第一次感覺到，有一個人能夠聽懂自己孤立無援的處境；能夠理解自己想說話卻又害怕說話的心情；能夠明白自己做不到多數人習以為常的事情多麼令人焦躁不安。我們向彼此傾訴心聲、祝願對方新學期順利，然而，我依然焦慮著「開學以後說話量勢必大增」這件事情，終於在開學前三天——也就是宿舍入住頭一晚，頂不住壓力，將十八天劑量的抗焦慮劑嚥下，不是尋死，而是知道這樣的劑量能夠暫時使我安然入睡而不危及生命，可以逃離被恐懼所吞噬的難受。

曾經，在新聞中閱讀到這段文字：「選擇性緘默症孩子詢問母親：『是不是死掉就不用上學了？』」有些人可能會把它當作新聞引人目光的誇飾手法，我卻能夠理解其中的真實，每次口頭報告前一晚，都是這樣緊繃到痛不欲生的感覺。每個人都有害怕的事物，再勇敢的人也有軟肋，也許是蛇、蟑螂、蜘蛛；也許是水、火、高處；也許是血、打針、乘機……。不知道你害怕的是什麼呢？我們和大家一樣，卻又不太一樣，我們害怕的是說話，但是，每天必須和恐懼搏鬥八個小時以上。請想像每天得花費三分之一的時間和你最害怕的事物相處，我想，你能夠明白我們的感受。

我得承認，無論如何，傷害自己都是不對的事情，可是，我想說的是，長年累月與自己的恐懼相處勢必會帶來沉重壓力，我們不願意如此，也需要時間扭轉窘境，請允許我們的緘默，請允許我們用其他方式自我表達，你們的接納將會使那些重量變得不那麼難以承受。

為什麼緘默

對我來說，回答客觀問題比起自發性言語容易得多，字數較少，也有標準答案。每當面臨難以啟齒的議題；每當強烈情緒滿懷；每當深入內心探索，我總是支吾其詞、焦躁難耐。

人是一種很需要原因的生物，但似乎不是什麼都非得有為什麼。我一直很想知道什麼因素會導致選緘，於是遍尋資料，遺憾的是選緘相關的研究更是寥寥無幾。簡單整理查閱到的訊息[1]，不代表每位選緘者的成因皆為如此，這些因素更傾向與選緘「相關」，而非確切的「因果」。

➤基因

- 選緘孩子的雙親曾經患有選擇性緘默症、社交焦慮症或者性格害羞的比例較高

➤神經／神經發展

1 Viana, A. G., Beidel, D. C., & Rabian, B. (2009). Selective mutism: a review and integration of the last 15 years. Clinical psychology review, 29(1), 57-67.

- 選緘孩子中有不少同時具有語言障礙，另外的研究指出儘管選緘者的接受性語言和認知能力正常，陳述語句較短、較簡單、缺乏細節。
- 動作發展問題
- 聽覺處理缺陷

▼心理

- 焦慮（與其他焦慮疾患共病率高，有學者視選緘為社交焦慮的極端）
- 少數選緘孩子同時具有對立性反抗疾患（ODD）或注意力缺失／過動疾患（ADHD）
- 與亞斯伯格症、遺尿、妥瑞氏症等其他疾患共病
- 人格特質過度害羞、完美主義、倔強、慢熱
- 迴避說話行為增強緘默

▼家庭與環境

- 父母過度保護或教養風格異常
- 雙親婚姻問題
- 家庭較為孤立於社會
- 創傷、壓力事件
- 移民、雙語

哲學老師告訴我，有些事情若只專注於今日，便不會察覺昨日的導因，同理，若只是留心今生今世，有許多事情將會毫無緣由。因此，他勸我以佛法看待，還說也許前世的我是位君主或法官，剝奪了別人說話的權利，於是，此生得此果。老師還說如若我願意，讓我潛心禮佛、消業懺悔。這個說法的確能夠讓生命得到一個解釋，卻與以往的認知相去甚遠，心裡還是挺難接受的。

二〇一七・九・三十

親愛的Rochelle：

我不知道為什麼，時常在社交情境中陷入沉默，尤其是年紀還很小的時候。我很想知道為什麼自己的聲帶突然堵塞、閉鎖。

有一天，我找到答案了。我暗自思量：小妖精住在言語之中，祂為言語注入能量，這就是我有時候無法說話的原因，就是小妖精不允許我講話呀！從此以後，我對語言小妖精的存在深信不疑，為了更瞭解小妖精，於是主修哲學系、接觸許多語言。以後讀碩士，我想著手研究「那些試圖用文字表達卻無法言說的人」的行為表現。

選擇性緘默症讓我意識到小妖精的存在以及語言的力量。但願面對話語，我能永遠謙卑。

God bless you,

Ayaha

剛收到Ayaha這封信時，極為訝異，原來，她是這樣看待自己的選緘，我沒有想過疾患之外的選緘，對我而言，選緘就只是選緘，是一個疾患，抑或自己的特質而已。或許，這也導致我不容易接受選緘，苦尋病因未果。關於為何緘默，之於醫師、心理師是生理、心理與社會因素交互作用的產物；之於哲學老師是所謂因果輪迴；之於Ayaha是小妖精的頑皮和力量，我想，不論如何，擁有自己的信念，就能建構自己眼中世界的模樣，無關乎真理對錯，只要相信就能繼續走下去。在迷迷糊糊中漫步，也許等不到一個絕對的答案，卻希冀自己在未來的日子裡，能夠覓得支持自己往前邁進的說法。

聲音這個祕密

Ayaha曾經和我聊過，我才發覺不只自己有這樣的擔心——時而言語、時而緘默的情況恐怕帶來誤解。能夠說話與否的情境，就連我們自己都難以歸類、區分，每位患者好像有自己的潛規則，卻又無法以單純的因素完全概括，焦慮其實很本能，一旦焦慮感油然而生，喉嚨便為話語阻塞。身邊的人大概覺得如此令人費解，為什麼有時候可以暢談無礙？為什麼有時卻期期艾艾？是不是一切都是我們自導自演呢？會不會緘默其實是我們自願選擇的呢？而這些顧慮存於心中，更使得我們有口難開。即便放鬆時吐出一句話，都是戰戰兢兢、如履薄冰，不但害怕自己的疾患、困難遭到質疑或挑戰，也恐懼一旦言語，他人會貪得無饜地索求更多、操之過急地抱以過多的期待。

大二上學期受到特教老師的邀請，和系上學長共讀。看似如常的星期五午後，學長突然詢問想事情出神的我：「要不要開電扇？」一向對這些瑣事隨性、沒主見的我便脫口而出：「都可以。」話語一出口，我才回過神，意識到從來不曾和學長以口語交流的我，做出了一件讓自己很焦慮、害怕的事情。那刻，選緘孩子意外被聽見聲音時的心情，我深有同感。共讀如常，直到離開前，學長才輕輕留下一句：「你的聲音還不錯聽。」發愣之後，溫暖在心底綻放。

感謝學長的體貼，不在聽見我說話的第一時間，做出任何反應，好像我說話是那麼稀鬆平常，彷若我與眾人無異，沒有訝異的驚聲尖叫；沒有刻意強調、讚賞的浮誇；沒有懷疑我「裝病」，卻又不忘鼓勵，這對我而言，是最溫柔的守候。我相信，對於多數選緘者來說，亦是如此。

但願，聲音這個祕密，有一天不再是我們和他人心知肚明又避而不談的祕密。請相信，不論如何，說與不說，我們依然是我們，請陪我們一起成長茁壯。

共鳴

那是第一次察覺，原來自己也能散發出頻率，引起他人心弦的共鳴，正如不同的樂器奏出相同頻率的樂音，音色不盡相同，卻有著極其相近的基調，自己的生命故事被聽懂了，也使得一群人感受到自己並不是那樣孤立無援，對我而言，是意義非凡的經驗。

開學不久，特教老師告知即將進行入班宣導，希望能讓系上同學更加瞭解我的狀況。與其讓老師來替我介紹自己，或者藉由網路上極少的選緘影片來為我發聲，我更願意以自己的方式、自己的故事來傳達內心的聲音，利用PPT完成七分鐘多的短片，娓娓道出十幾年來的酸甜苦辣，向大家介紹什麼是選擇性緘默症的同時，也殷切期盼能夠被理解。沒想到在臉書選緘社團中尋求意見，不但收穫滿滿回饋與肯定，協會在徵詢我的意願後，亦將該影片上傳YouTube分享給更多人。

在班上的宣導進行的十分順利，正如事前和特教老師一同評估過的，這是個有利有弊的措施，哪怕一度由於極少數同學的過度反應而更加退縮，卻獲得多數同學剛剛好的對待及協助而少了許多不必要的焦慮與不安，漸漸能夠如實地接納現階段自己的不語。

每當選緘侵擾，喉嚨總被話語噎住、卡住，彷彿我便是一條不小心吞下一整頭大象的小蛇，既難以入嚥，又吐不出來，進退維谷。儘管如此，我依然是我，疾患並非全部的我，我也有如此平凡的願望——和大家做朋友，能夠自然而然地玩在一塊兒，就算沒有語言，也能夠心領神會。這次的經驗讓我意識到，原來自己並不孤單，世界上還有許多跟我一樣的孩子存在，我想，不論他們多麼害怕恐懼，必定也有和我相同的渴望吧！每一個小巧真摯的善意，都能使這個平凡而遙遠的願望多接近實現的彼端一步。

我的選緘故事

選緘FB社團

台灣選擇性緘默症協會講義

第二章

魚雁往返

第一封信

二〇一七・九・二十三

親愛的Ayaha：

我們的第一封書信令人感到振奮、忍不住躍躍欲試，就由迫不及待的我拉開序幕吧！

得知你也有一個作家夢，對我而言，真是好消息。我們可以從現在開始合作書寫，也許，今日我們筆下的文字會在他日成為我們的第一本著作也說不定。如果你想要嘗試經營粉絲專頁，我們可以將一部分的書信內容加上選擇性緘默症的相關資訊，放在我們的專頁裡。不論你意下如何，我們都會是最佳拍檔！

還沒有告訴你，昨天發生了一件不可思議的事情。那是我第三次和特教老師見面。「沒有人能夠強迫你說話，就像不會有人要求肢體障礙者跳一般的芭蕾舞一樣，那並不公平。你的夢想是成為一名心理師，你可以選擇轉換到不需要說話的領域；可以克服選緘如願以償地圓夢；可以開創新局做一位不說話的心理師……。最重要的不是變成能言善道的人，而是不管說話與否，都能夠享受生活。」她的語氣既嚴厲又真摯。老師期許我能夠關愛和幫助跟我有一樣困境的孩子們，因為痛過所以更能理解他們的苦，為愛而勇敢，為了助人先讓自己強大起來。離開資源教室之前，如同往常般向老師揮手道別，腳步卻多了一分繾綣徘徊，最終，我做到了！呢喃地（幾乎是氣音）說道：「謝謝。」特教老師頭一回聽到我的聲音，她驚喜激動地給我一個擁抱。

我有點好奇，在學校裡，你可以跟誰說話呢？你的特教助理員（coordinator）對你友善嗎？

Best regards,

Rochelle

二〇一七・九・二十五

親愛的Rochelle：

謝謝你的第一封來信，我反覆地閱讀了一次又一次。

聽起來，你也有一個作家夢，是吧？好呀！我們一起經營一個選緘的粉絲專頁吧！我想，那會對於我們的寫書計畫有所助益的。

聽見你的特教老師是一位很棒的人，我真為你感到高興。另一方面，成為一位不說話的心理師，有何不可呢？你依然可以寫下任何你想說的話語啊！大學畢業前，我計畫申請到芬蘭當交換學生，也想要繼續念研究所，然而，目前無法想像我能做的工作，仍然在探索工作的替代方案。

我的助理員很善良，也給予我很大的支持。我很害怕別人聽見我的聲音，但是比起和其他人說話，跟我的助理員說話稍微容易了點，因為她是一位聽障者，我明白，她不會清楚地聽見我的聲音。

在校園裡，我可以用細微的聲音緩慢地與朋友談天，僅限於一對一，依然無法和兩人以上說話（例如：課堂）。你呢？你可以在學校說一些話嗎？

下課後，我和朋友一起去咖啡廳享用美味的糕點。我沒辦法自己點餐，所以我的朋友替我告訴服務員我想要的餐點。你也會和朋友一起外出用餐嗎？

God bless you,

Ayaha

懷抱夢想

對我而言，成為一名心理師是打從國中以來的夢想，升學的過程它如同一盞明燈，指引我前行的方向，這個目標是那樣堅定，我從未有所遲疑或退卻，然而，當我從大一升上大二、再升上大三，表面上看來，一步一步距離夢想越來越加靠近，我的篤定卻像是流沙一般滑過手掌和指尖，正如同所有人的質疑一樣，我不知道不說話怎麼當心理師？難道我只能放棄嗎？

二〇一七・九・二十五

親愛的**Ayaha**：

在疲憊的一天後收到你的信件，感覺真好。

是的，自從小學以來，我就希望有朝一日可以成為一名作者，卻因為漸漸長大、理解現實而不敢強求。我真希望這將會是我們的第一本書，也許在台灣出版，也許在日本。或許，我們可以先討論專頁的內容。我們要寫些什麼呢？如何使他人更瞭解選緘呢？我們要使用什麼語言呢？我們可以給選緘者和想要協助選緘者的人一些建議嗎？

你真是勇氣可嘉呢！我無法想像自己到如此遙遠的國度擔任交換生。在台灣，申請交換計畫時，通常會設置面試的關卡，不曉得日本的情形如何？你準備好要在芬蘭跟異鄉陌生人說話了嗎？我覺得，那將會是令人興奮的旅程。

有可能成為一位不說話的心理師嗎？雖說我可以藉由紙筆與我的案主交流，卻要耗費更多時間和心力，我不認為他們會接受緘默的心理師。有什麼理由或動機，他們要以同樣的費用和一位「啞巴」諮商晤談，而非「正常」的心理師呢？他們要如何相信一位無法幫助自己的人可以協助他們呢？每當想到這裡，我都會感到灰心喪志。

當你告訴我你的助理員是為聽障人士時，我好訝異。對你來說，和她一起工作、溝通，是一個挑戰不是嗎？

我的情況和你極為相似，可以和朋友一對一聊天，偶爾可以同時與二到三位較親近的朋友講話。我也沒辦法獨自點餐，所以，只會前往不需要開口的店家（自助餐店、便利商店等）。由於畏懼在別人面前進食，因此，我並不常和朋友一同用餐。

在班上播放完自製的宣導影片後，有位同學告訴我，今天遇見我時，她有一點緊張，我不太清楚原因，身為選緘者的我們容易焦慮，那麼，她又是為什麼呢？

Yours truly,

Rochelle

二〇一七・九・二十六

親愛的Rochelle：

感謝你的回信。

或許我們可以公開我們的往返信件，它們是我們最真實的聲音，也能夠幫助他人理解選緘者日常生活中的想法和感受。另外，我想要以英文書寫，因為它是我們所仰賴的溝通媒介。我並不知道怎麼出版書籍，你知道相關程序嗎？

打從年幼時，我便對芬蘭十分感興趣，深深愛上這個國家，尤其是芬蘭的語言以及教育體系。我期望能由哲學的觀點，將芬蘭的文化、民族、氣候、時裝連結在一起。因為我會申請的是訪問學生（visiting student）的資格，並不需要面試，但是我尚未準備好要和陌生人交談。我無法想像自己在芬蘭的生活會是什麼樣子，可以確定的是，一旦想起這件事情，便覺得興奮。

世界上有許多人由於各式各樣的原因無法開口說話，他們對工作、生命不抱持希望，畢竟，不說話對人類而言難以生存。而我是其中之一，也許你也是，但是實際上，有許多溝通的方式，不只有口語表達而已。若是我們可以實現我們的夢想，積極地活在世上，我們可以帶給這群人希望之光。

有時候，與我的助理員溝通確實有難度，可是，那並不會是問題，因為我懂得，她對我很友善、很給力。我們時常用email聊天，就像你我這樣。

我們常誤以為自己獨自在選緘中掙扎，但是，有一些人嘗試理解我們、摸索如何與我們相處。我想，那是你的同學在面對你時有點緊張的原因。不只有我們因為選緘而焦慮，身邊的人們也需要勇氣，面對我們不一樣的需要。

今天，我和最親近的教授見面，而且，我可以和他說話，他似乎有點驚訝，卻面露開心的微笑。當然，我也極為欣喜。

Best regards,

Ayaha

後來，Ayaha和我分享助理員告訴她的案例故事：在Ayaha的學校裡，有一位說話困難的教授在課堂中使用電腦輔助，而非使用自己的聲音授課。即便普世價值中，不能說話就無法成為老師，不能勝任許多以言語謀生的工作，然而，世上有這樣動人的真實存在，這對於我們而言，無非是莫大的冀望與激勵。在日本有聽障的特教助理員、言語困難的教授，在台灣是不是也有這些鼓舞人心的故事呢？是不是就算難以言辭，仍然擁有懷抱夢想、擇己所愛的權利呢？關於夢想，我不知道自己能不能做到，但是我知道自己不想輕言放棄，不想讓夢想只是夢想而已，就算帶著選緘，我還是想嘗試看看。

粉絲專頁

二〇一七・九・二十六

親愛的Ayaha：

我和你一樣非常願意將我們的書信和他人分享（雖然我有一點擔心自己的英文寫作能力），然而，我們應該保守一部分的私生活，畢竟，保護好自己，避免潛在的危險發生，才能幫助更多人。

芬蘭似乎是你除了日本之外最喜歡的國家，我很期待你分享在芬蘭的點點滴滴，到時候別忘了拍攝如詩如畫的照片喔！

在遇見你以前，我陷入了選緘和輕鬱（持續性憂鬱）的漩渦之中，可是現在，我懂得，我們非但不會輕易被障礙擊倒，只要築夢踏實，我們依然能夠有所成，可以完成任何想做的事情，就像每個人一樣。你和你的助理員之間的情誼便是最佳印證。愛會成為溝通的媒介，飛越障礙的翅膀。

開口與你的教授說話是一個好的開始，我可以想像你們兩位對此多麼振奮。感恩許多在我們身邊的人盡己所能地去理解選緘與我們，我衷心祈願所有為選緘所困的靈魂和我們一樣幸運。

今天午後，我和心理師在學校諮商室晤談。她不只協助我處理選緘，也和我談情緒議題（幾個月前，我被診斷為持續性憂鬱症）。我們討論開學前藥物過量的事情，希望未來憂鬱侵襲時，能夠智慧以對。現在，每次晤談時，我都會藉由打字和心理師溝通，不須要逞強、非要自己說話，這是目前最自在的方式。學習接納真實的自己並不容易，在心理師的無條件積極關懷之下，花費一段時間才漸漸學會它。我的心理師總是溫和地告訴我，可以選擇自己想在諮商室中做的任何事情，她爽朗的笑聲為我注入滿滿能量。

Best wishes,

Rochelle

二〇一七・九・二十八

親愛的Rochelle：

謝謝你的來信和建立專頁，我無法獨自辦到這件事，所以我很感激你的努力、付出。

就像專頁名稱「Dear Ayaha, Dear Rochelle」一般，何不在專頁上交換信件呢？信件是非常私密的東西，因此，我認為我們可以把選緘的內在聲音傳達給大家。當然，為了保護我們的隱私，我們可以在email中訴說私事，同時，在專頁上書寫願意公開和他人分享的事情。如果ok，我將會在專頁上寫一封信給你。

很高興知道你的心理師是個好人。和選緘共存是艱難的，但是我期待我們可以找到方式改善它。

今天是新老師的第一堂學術寫作課，我很緊張，因為有些外師拒絕口說困難的我修課。行政人員事先告訴新老師我的情況，他也在上課前搜尋了選緘的資訊，帶著和藹親切的笑容接納我，我終於鬆了一口氣。縱使參與課堂會有一些困擾，我希望自己能夠安然度過並享受這個學期。

Sincerely,

Ayaha

對我們而言，粉專的按讚人次、追蹤人數僅僅是次要的，最重要的是它提供一個平台給我們抒發宣洩，也是促使我和Ayaha如實面對自身困境與優點的管道，這是第一次我們這麼靠近看自己，承認自己的真實面貌，並試著接納不同面向的自己，那才是我們最珍貴、最豐厚的禮物。若在過程中，有幸帶給讀者共鳴感，或收到國外病童家長的訊息，那就更好了！預料之外的驚喜使得這趟旅程更加精彩、不虛此行。

我們的粉絲專頁

請為我代言

二〇一七・九・三十

親愛的Ayaha：

假若沒有你的支持與鼓勵，我也不可能做得到這件事情。謝謝你的巧思，不管是專頁的名稱「Dear Ayaha, Dear Rochelle」，或是在專頁上交換書信，我都非常喜歡。讓我們一起加油吧！

我真心佩服你的勇氣，參與那門學術寫作課必然是個挑戰，你卻勇往直前、將畏懼暫擱一旁。

這個大消息讓我欣喜若狂！我一定要立刻與你分享。我的特教老師時常跟我說：「最重要的不是說話，而是開心生活。」然而，我們還是嘗試許多可以幫助我說話的做法，或者思考如何在不開口的情況下與人交流。皇天不負苦心人，終於在今晚我覓得一套軟體，當我以筆電打字時，它可以同步發音，因此，我可以更方便地表達自己的想法了。你也可以搜尋看看類似的程式，我想，應該會有日語的版本存在。

Sincerely,

Rochelle

二〇一七・十・二

親愛的Rochelle：

開始經營專頁後，我有更多時間充分面對我的選緘。獨自承擔太過沉重，可是，我知道現在可以跟你聯繫、分享彼此的感受，與你同在的感覺令人欣喜。

行政人員事先告知老師選緘造成的困境，所以老師不會要求我說話。開學前，我再三猶豫是否主動向他人提起我的選緘，但是，我還是鼓起勇氣告訴所有的任課老師關於選緘的訊息，出乎意料地，他們全都給予同理和支持，因此，我的學校生活比起以往多了一分愜意。

知曉你找到溝通的替代方法，我衷心為你開心。不知道它像是鍵盤嗎？是不是當我打字的時候，它能說話呢？

Best wishes,

Ayaha

我總不能在需要說話的場合持續緘默，勢必須要找出適合我的替代方案，甚至是「輔具」。最初，大家和我腦力激盪的結論不外乎是筆談及溝通板，然而，兩者皆緩不應急，寫字不快，溝通板原應用於自閉症及構音障礙的孩子，訓練發聲用，按鍵不足以滿足我的語彙量。既然有語音輸入法的存在，那就證明「文字轉語音」程式是現代科技做得到的，我又想，若是輸入整段話才能按鍵發聲的話，那就和手寫、打字再展示沒兩樣，也就失去了追求「交談」的意義了。最終，找到兩個程式，打字同步發音的功能，讓「與人對談」這件事不再只是停留在選緘孩子遙遠的夢想，許多身邊的人見到這個功能大為驚喜，但是我永遠無法忘懷的反而是：當我使用這套軟體時，某兩位老師神色自若的模樣，就好像是在聽「我」說話，而非「筆電」而已。

應用程式Balabolka

自然輸入法

謝謝你們的溫柔

二〇一七・十・二

親愛的Ayaha：

是的，那是一個特別的輸入法程式，是我從網路上下載的，一旦我鍵入文字，電腦可以立即唸出來。

專頁對我們的自我成長是件好事，我也很高興得知你的老師們對你很友善，真誠祝福你能夠獲得更多協助並享受校園生活。你真是位勇敢的女孩，縱使我能與他人談及我的選緘，卻不願意輕易讓他們知道我的輕鬱。就某個層面而言，選緘的不為人知或許是保護我們的溫室，避免如潮水般淹沒憂鬱症的誤解。我不敢想像若被旁人知曉我是位憂鬱症患者，他們會如何看待我，我需要更多時間，才能和你一樣堅毅坦蕩。

我選修了一門外系的課程，大多數的學生都不是系上同學，焦慮的我根本無法開口說話，更別提參與課堂活動了！可是，有位系上同學Cherry也修習那門課，善良如她，總是在課程中給予協助，並邀請我以自己的方式和小組成員一起討論上課內容（等到比較不緊張在逐漸靠近小組討論圈，並寫下自己的看法），由於她的協助，我才能夠在課程中多一分安心自在。她詢問我：「我們還可以怎麼幫助你呢？」這是我聽過最暖心的話語，直接探問我的需要，而非臆測，避免好意卻造成傷害。

Regards,

Rochelle

我想起在ＮＬＰ（神經語言程式學）工作坊的過程中學到「出其不意」這個觀念，用各種招數「不擇手段」引起新反應取代舊有的行為（有反應比沒反應好），當下覺得十分適合用於選緘的治療之中。在三人實做演練中，老師也鼓勵我將平時選緘的焦慮狀態表演出來，或許成員在練習的過程中，能帶給我啟發。這次的工作坊是我特別自在的場合，說話與他人無異，所以成員很訝異我能表演得如此真實。其實，根本無須表演，那就是平常學校生活狀態中的我，如此熟悉的感覺，隨時都能夠進入。

學員一開始嘗試鬆開我的鞋帶、解開我的髮飾，希望藉由這樣的出其不意，帶我離開靜默焦慮的狀態，而我只是越繃越緊，嘴唇及身體都在顫抖。在老師的指導下，學員開始在我耳邊輕聲溫柔呢喃，我依舊沉浸在自己的世界，雙眼無神。接著，學員從身後將我輕輕抱住，耐心關懷，在那一刻，我感覺到身體的接觸，讓我漸漸放鬆下來，畏懼憂慮融化殆盡。意外的溫柔是最好的解藥。

耳朵裝了擴音器

二〇一七・十・四

親愛的Rochelle：

我沒有罹患憂鬱症的經驗，所以難以想像你的艱辛。另外，聽見你住在學校宿舍，真令我感到訝異，大多數選緘者可以說話的情境是在家和家人談天，所以我特別想知道，如果你獨自在外居住，你能夠在哪裡說話呢？那並不容易，不是嗎？

昨天，美學課下課後，學生必須寫下給老師的建議與回饋，但是，那時候的熙來攘往的吵鬧聲干擾我專心思考與書寫。老師確實能明白我的困難，也允許我在哲學系辦公室繼續完成它（我可以跟其中一位系辦人員說話，所以在那邊書寫），我非常感謝那些試圖理解我、支持我的人。

God bless you,

Ayaha

選擇性緘默症的孩子通常對聲音較為敏感，巨響、嘈雜聲、尖銳聲等，對我而言都是折磨，除了恐懼、焦慮與煩躁外，也會感覺頭痛欲裂、無法集中注意力。Ayaha甚至由於微微的冷氣運轉聲無法入眠，也無法學習演奏任何樂器。大學課堂中，時常大班制教學，每一門課動輒五、六十人，甚至幾近上百人，我總是選擇前面的位置，若是對於我的狀況不知情的老師抽點到我，我可能可以用嘴型回應，或者老師也比較能察覺我的困難，另一方面，視線內充斥人群會讓我感到惴惴不安。然而，老師勢必使用麥克風設備，前排聲響尤大，加之密閉教室空間設計，使得音色大幅偏離自然人聲，那種情形就像是聲音淘氣如鼠地齧咬著耳朵。原先擔憂老師會誤以為上課戴耳塞是不尊重師長的行為，而遲遲不敢使用，後來情非得以下，才開始戴耳塞聽講，避免聲響直接闖入耳道，也能較舒適、專心地聽課。

Ayaha告訴我一個很漫長的故事。當她在上倫理學時，她突然聽見一個令人作嘔的聲音，然後恐慌發作、失去意識。系上老師很理解Ayaha的處境，她和老師討論要求教務處更換教室。教務處要她繳交醫療證明，她也去了一趟醫院並將診斷書交給教務處，而教務處也跟她說可以抽離原班、在小教室應考，也會更動上課教室。不過，一個月之後，他們否認Ayaha的診斷書，要她明列哪種聲響會讓她感到不適，可是，她對聲音的敏感視情況而定，就連她自己也無法完全明白。她和老師向教務處解釋好幾回，他們卻沒有聽進去，當時期末考即將來臨，老師安慰她，並安排她在他的研究室考每一科期末考試，由他擔任監試人員。幸好，每一位師長都給予支持和協助，她才能熬過那學期。在那之後，Ayahan所就讀的哲學系將她的狀況和教務處的處理態度帶到學校大型會議上，每個系所的教授和各處室人員都會參與，所有與會教授都能理解將她所有厭惡的聲音都一一條列在診斷書上是不可能的事情，並且說服了教務處。教務處終於承認她的證明書，也調整了上課教室、雇用身心障礙專家（也就是Ayaha的特教助理員），這段艱辛的抗爭歲月耗時長達六個多月，過程中，Ayaha被迫放棄某些噪音干擾過甚的課程。「那是我大學生涯中最艱困的時刻。」她說。

在Ayaha告訴我這個故事以前，我並不曉得她經歷過這麼重大的挫折，也不知道聲音敏感這件事可以讓一個人的生活這樣步履維艱。我想，那種感覺就像是耳朵裝了擴音器吧！洪亮刺耳的聲音，看似事小，對於選緘的某些孩子而言，就像如臨大敵般。

請不要放棄我

二〇一七・十・四

親愛的Ayaha：

我並不想要自怨自艾，然而，在診斷出輕鬱和選緘後，生活的確比起以往添加更多變數。每一天、每時每刻都是挑戰，不斷地和各種面向的自己拉扯，而我唯一能做的就是堅持下去。

面對長輩時，我的選緘特別明顯，即使通常無法在課堂中言語，我仍然可以和某些同學說話。另外，和室友待在一起的時候，我會更放鬆，也能夠和他們多聊一些。不可否認地，離家帶給我的大學生活前所未有的轉換，雖然一年的光陰匆匆流逝，偶爾，住宿還是讓我備感壓力和寂寞。

我可以理解被聲音干擾的感受。某些課程中，老師們使用麥克風上課，當聲音過大時，我會感到不舒服。我很想戴上耳塞避免頭疼欲裂而難以專心聽講，但是目前為止，仍然沒有這樣做過，唯恐授課教師會認為這個行為是無禮的。

星期三中午，剛下課的我身體不適，便在走廊找了張長凳坐下來休息一會兒。兩位基督教女孩走向我，試圖和我搭話、傳教，他們微笑詢問道：「我們可以問你三個簡單的問題嗎？」沉默一段時間後，我指了指喉嚨表明自己的難處，他們會意後，僅僅說聲「謝謝」，便走開了。那刻，我的心情是五味雜陳的，不知道自己應該作何感想，鬆了一口氣？困惑不解？哀傷難過？也許以上皆是吧！難道語言表達會影響認識宗教、文化的機會嗎？

Regards,

Rochelle

二〇一七・十・十七

親愛的Rochelle：

我從未被診斷為憂鬱症，所以無法完全理解你是多麼努力在其中掙扎，卻可以明白你一部分的感受。近日，有感於自己能在公開場合說話的遙遙無期，我總覺得鬱鬱寡歡，縱然可以藉助文字和他人溝通，我真的、真的想要開口說話。

星期二中午之前是倫理學課程，在那之後，我與倫理學老師在哲學系辦共進午餐。對我而言，在他人面前用餐是困難的，但是老師他是位善良的人，也是很好的練習對象。他對我說話時，總是自然地，不刻意、不彆扭，可是我沒辦法回應他，對此，罪惡感油然而生，我很害怕他斷定我討厭他或者認為我很沒禮貌，因而停止與我說話。

我能理解你當下複雜的感受，也明白處理那種情況的困難。我認為那些女孩沒有說什麼便離開的原因是他們一心傳教，誤以為你對他們的宗教不感興趣，也可能是因為他們須要向很多人介紹，沒有時間停留過久，所以這並不是你的錯喔！Rochelle！

Regards,

Ayaha

有時候會覺得自己挺妙的，分明對於與人交談心生畏懼、避之唯恐不及，然而，每當類似於傳教事件的事情發生時，心裡又悵然若失、黯然神傷，感受實在百感交集、十分矛盾。雖然有時候不能說話，但還是渴望與人親近，就像每個人一樣。這次失去的似乎只是小小一個認識宗教信仰的機會，然而，在生命中，是不是還會因為緘默不語而錯失更多或大或小的機遇呢？請給我們多一些時間，請不要放棄我們，好嗎？

嶄新的開始

二〇一七・十・十八

親愛的Ayaha：

接到你近日覺得鬱悶的消息，我感到難過。依照我的經驗，如若不強迫自己開口、知道緘默是可以被接納的，你可能會「不小心」說出話來喔！

系上同學知道我的選緘之後，我感覺自己的處境轉好，能夠允許自己在感到自在之前保持沉默。或許是這樣的緣故，驚奇的事情發生了！昨天，我第一次能夠在整個晤談期間（五十分鐘）皆以口語表達。雖然我說最多的是「不知道」。

聽起來，你的倫理學老師是一位和藹善良的人，我想，他會瞭解你的困難，並且感受到你是多麼努力。和他共進午餐是一件盡興的事情，不是嗎？

不管怎麼樣，假使你希望練習說話，請跟我說一聲。也許我們可以一起做些事情作為開始，那可能會容易多了！

Best wishes,

Rochelle

二〇一七・十・二十九

親愛的Rochelle：

抱歉，這次比較晚回信。前幾天，我感冒了，現在已經逐漸康復，仍舊容易疲憊。這些天以來，我只有吃飯和睡覺，沒辦法讀書，缺課一週。

我好訝異你可以跟你的心理師說話，那不容易，不是嗎？今天，我和我的醫師見面，當然，我仍然無法說出任何話語，也沒辦法寫出我想告訴他的事情。

對了，兩週之後，日本哲學會將舉行一場工作坊，參與者除了聆聽教授演講，也會彼此討論講座內容。這個工作坊引起我的興趣，但是我缺乏參與的勇氣，因為不清楚到時候能不能和其他參與者溝通。我的醫師說參加工作坊對我而言是一件好事，可以使他人明白社會上有像我一樣的人存在。

Best wishes,

Ayaha

二〇一七・十二・三

親愛的Ayaha：

這次我也比較晚回覆，對不起。我很好奇工作坊裡發生了什麼事情，如果你有參加，請分享你的經驗，好嗎？

我的疾患似乎帶來不一樣的元素，而我尚未適應嶄新的學校生活。有些人因為我的選緘或者輕鬱試圖幫助我，現在的我確實需要他們的協助，然而，我也為此感到憂心，不願意麻煩身邊的人，而且，在未來的日子裡，我必須獨立面對自己的困境。我不知道該怎麼做才對，蛻變為一位成熟的人並不是一件輕而易舉的事情。

祝福你的歐洲之旅美好愉悅。

Sincerely,

Rochelle

二〇一七・十二・二十九

親愛的Rochelle：

為了慶祝芬蘭一〇〇週年獨立紀念日，我在芬蘭、丹麥以及愛沙尼亞停留了一週。實際上，我正在規劃後年到芬蘭的大學讀書。不管怎麼說，這是我第一次單獨旅行，也很擔憂自己是否能夠和他人溝通。然而，最終我真的很享受不說話的旅程，儘管我不能夠跟任何人說話，我隨身帶著一枝筆和溝通小黑板，以便與他人使用書寫交流。

這些經驗讓我明白溝通的形式繁多，口語表達困難確實對我的生活影響深遠，但是他們不能干擾我生命中的希冀。前幾天和我的醫師和特教助理員碰面，討論我可以怎麼在課堂上報告，令人驚訝的是——我第一次跟我的醫師輕聲低語了！

Best,

Ayaha

雖然我和Ayaha的生活貌似平凡如常，新生的小嫩芽悄悄嶄露頭角，我們的生活或多或少都有了變化，只是改變微乎其微，有時候自己都忽略了那些小小的美好。遙想當初看過幾位醫師，輾轉之下與王醫師邂逅之際，第二次看診的焦慮程度更勝初診……。

由於記得上次看診時，醫師期待我能夠以口語自行表達，而非透過打字，或者由媽媽代為回應，因此，即便身上帶著筆電，我卻始終不敢將它拿出來。

醫師詢問若她背對著我，是否能夠降低我的焦慮感？全身僵硬的我苦笑著搖頭。不論她是否面向我，她注意的焦點還是在我身上，在於我的話語，我依然感覺得到如山的重量壓在肩上。醫師要我深呼吸、放鬆，我掙扎了好一會兒，才終於開口，微小、緊繃又有點沙啞的聲音，像是年代久遠的古琴弦，彷彿禁不起任何撫摸，否則便隨時斷裂。這樣的音調，連自己都認不出來。

步出診間的那刻，「警報」終於解除，我幾乎癱軟虛脫，又有點暈眩噁心，這是我第一次和這位醫師說話，但我並沒有為這個突破感到欣慰，腦中浮現的是：以心理學來描述看診的心境，「high arousal（高激發）」再貼切不過。

如今，我已然領悟「越逼迫自己，焦慮越甚，越說不出來」的事實，學會給自己一些彈性，會做得更好。而Ayaha與我，都已經能夠和各自的醫師說話了，未來的某一日，也可以跟更多人自在交談的吧……！

第三章

思想之上做文章

存在本身就有價值

二年級某天午後，與系上徐老師共進午餐。她是一位良師益友，教過我們性格心理學、助人技巧等課程，能夠在生命裡與她邂逅，是可遇而不可求的緣分。平時，除了親近的朋友及室友外，幾乎不會和其他同儕吃飯，就像許多選緘者一樣，在他人面前進食，對我而言，是一件尷尬不易的事情，更不用說是和長輩面對面用餐了。而她，是少數的例外，即使仍然緊張，卻有足夠的信任和安全感，和老師待在一塊兒。那天，她溫柔地告訴我：少了語言並不意味著失去更多，相反地，其他的感官可能更加靈敏，練習去聽鳥鳴、去聞花香、去品嚐食物的滋味，仔細感受，世界的美好等待著我去發掘。

我將老師的話放在心裡，每一天上學途中，不像是過去一般一邊心事重重地胡思亂想、一邊自動化地騎著單車，而是把路途上的風景一項一項地說給自己聽，讓自己待在此時此刻。後來，我才漸漸理解到「少了語言並不代表失去」背後含意。

二〇一七・十一・十九

親愛的Rochelle：

前一陣子感冒的緣故，我沒有餘力更新網站。Rochelle，謝謝你、很抱歉。

實際上，下星期四我需要向我的美學老師口頭報告，那對我而言是莫大的挑戰，這幾週也已經花費不少時間準備，這就是我最近忙得不可開交的原因。所以，這會是一封短信，但是我有一件事想和你分享。

上學期，我的學術寫作老師要求我們繳交期末書面報告，我告訴老師我決定要書寫日本傳統文化，但是她建議我以選擇性緘默症為題。「你可以自行選擇，我不會強迫你書寫關於選擇性緘默症的事情。」她補充道。

我一時難以抉擇，猶豫了好長一段時間，最終決定期末報告書寫選擇性緘默症。然而，完成這篇文章的過程對我而言是艱困的，當我寫完報告、交給老師時，她告訴內容太過籠統、空泛，希望我能多寫些自己的親身經歷。我很清楚她的意思，卻做不到，仍然害怕書寫關於自己的事情，身體甚至在教室裡「冰凍」住。於是，老師靜靜拿起我的筆記本寫下「寶貴的」，她在下一行繼續寫上「促進日本大眾對選擇性緘默症的洞悟」。就算和選緘奮戰很沉重、不容易，但是我們擁有許許多多他人沒有、也不會有的經驗和感受。我終於真正完成作業、繳交這篇文章，也得到令人滿意的成績。希望在網站上和大家分享。

我們很罕見，但是我們是有價值的。

Sincerely,

Ayaha

二〇一七・十一・二十五

親愛的Ayaha：

歡迎你從感冒中痊癒回歸。聽見你有這麼大的進展，我真為你感到欣喜。我也要謝謝你以難能可貴的勇氣激勵了我實踐我們練習說話的計畫，到此為止，我們兩個都做到了計畫的第一步——用語音訊息向對方打招呼，儘管當下十分緊張，但是收到你的回饋之際，喜不自勝，我為我們感到驕傲。也許，我們下次可以試試說出一個完整的句子。

我的學姊曾經告訴我：「嘿，應該不是為了選緘活著，它或許是帶給你使命的苦難經歷，但應該是要為了你人生在世的天命而活著呢！這二者不太一樣喔！假如因為這些經歷而更有同理心，那麼光是我們的存在本身就可以對這個世界發揮那麼點不同的意義，那些在未來可能與我們有所交集的人們，或許可以因為我們的故事感覺被聽懂，甚至願意試著相信什麼，那就是很神奇的事情了！未知固然讓人感到疑惑或恐懼，但同時具有更多的可能性。」親愛的Ayaha，我希望我們正走在學姊所述的這條路上，不只是為了我們自己而奮戰，也為了那些在選擇性緘默症中載浮載沉仍然努力掙扎著的人們。只要我們願意相信，只要我們永不放棄，有一天，奇蹟會出現的。你說是嗎？

Best wishes,

Rochelle

也許選緘在他人看來，是一種缺陷，是我們沒有自由自在說話的能力，即便如此，我們和所有人一樣，有不擅長的事情，也會有拿手的絕活。我們的存在能夠讓身邊的人認識選擇性緘默症，讓有類似困難的人不那樣孤獨，少了語言，卻沒有失去自身的價值，世界上每個生命的存在，本身就有意義。選緘的孩子看似門窗緊掩，卻能透過另一個角度，看見世界的美好。

窮則變變則通

這個世界最常見、最習慣的交流方式就是語言，尤其是說話，關於選擇性緘默症，大家總是會有一個非常務實的疑惑：如果不說話，在社會上如何立足？在人世間怎麼生存？就連Ayaha與我，彼此之間也會為對方的生存之道感到匪夷所思、不可思議，她訝異於我隻身在外求學的宿舍生活，我欽佩她四處遊覽、探索世界的勇氣，其實，在徬徨游移、手足無措中，我們都不知不覺找到屬於自己獨一無二的生活風格。

猶記剛升大學那年的懵懂青澀，當時除了上課時間外，幾乎與Amy（我的國中同班三年同學，大學同校）形影不離，我彷彿是寄生在她身上的菟絲子。後來，我們擁有各自的生活，忙碌沖散了某部分的交集，那是我學習獨立的另一個里程碑，最初，基本的溫飽都使我心力交瘁、疲於奔命，有些同學們害怕的是獨自用餐，我恐懼的是說話點餐、擾攘人群，食慾彷彿順應此一趨勢般減退不振，從寧願不吃到不想吃，從不想吃到吃不下。過了一陣子，漸漸摸索出能夠安撫自己情緒、解決問題的辦法——在出門前事先上網搜尋店家地點、菜單，透過經驗挑選不至於人滿為患的店面，瞧瞧哪家老闆或老闆娘面善、和藹，緩和自己的焦慮與不安。當食慾足以吃完一整個便當時，由店員打菜的自助餐店也不失為好的選擇，只需要動動我的指頭示意自己想要的菜餚為何者即可。再不然，在寢室內存放些許牛奶等流質食品，可以應對那些膽小如鼠的日子。

學校心輔組（學生心理諮商輔導中心）時常不定期舉行形形色色的工作坊，主題含括甚廣，家庭、人際、親密關係、生涯、紓壓、性別平等、夢境等都曾位列其中，藉由小團體活動促進自我探索。身為盼望未來能夠往助人工作邁進的心理學系學生，自然被它們深深吸引、心嚮往之，可能不少人會想像選緘者是蝸居在家的一員，我卻從來不曾因為選緘的緣故而放棄參與小團體的機會，如果說一點緊張、擔憂都沒有，那是不可能的，不過，對於諮商心理學的愛好讓我不願意被選緘囿限，到學校網站完成報名後，就這樣去了。兩次的工作坊經歷，使我對於「溝通」有了更寬闊的詮釋。

Rochelle的日記

【誰說溝通的方式只有說話】

二〇一七・十・二十八（六）

今天參與了學校舉辦的正向心理學工作坊，這是我第一次在沒有原先認識的人陪伴之下，參加類似的活動。整天下來，我沒有說出任何一個字，仍然樂在其中。我從來沒有想過，可以用非語言的管道和大家交流，沒有說話，甚至沒有筆談和打字。這一切，曾經是那麼遙遠，卻在今天幻化成真。誰說溝通的方式只有說話呢？我學到了寶貴的一課：儘管每一位團體成員都知道當下的我無法像大家一樣的用口語表達，卻沒有人放大檢視這個事實，還是願意跟我說話及互動，我感覺到真實的自己仍然能夠被接納，同時，特殊的需求能被滿足。我好期待，這樣的幸運，有一天可以降臨在每位選擇性緘默者身上。

【語言的力量】

二〇一七・十二・二（六）

週末參與學校生涯探索工作坊，我依然不發一語，靜靜觀察、感受。課程進行時，我督促自己進步一點點，以電腦輔具參與討論，不只是單純聆聽而已，收穫志同道合的共鳴與真摯的回饋鼓舞。休息時間，原以為大家會各自滑手機，畢竟，一日工作坊難以建立關係，沒想到大家彼此談天交流，更讓我意外的是，一位女孩主動和我聊了起來，她說一句話，我在鍵盤上敲打一句，以神奇的方式平凡地傾訴聆聽。說話是人們最習慣的溝通形式，少了口語的緘默者，就像缺了一對臂膀，難以翻越人際互動的高牆，然而，語言不只是聲音，還能是文字，不論是何者，只要有心、有熱忱，都能發揮超乎想像的力量。

在工作坊開始前，我會預留充裕時間提早抵達現場、適應環境，並將事前準備好、寫有「由於選擇性緘默症的緣故，煩請心理師協助」的小字條交給帶領小團體的心理師。兩次小團體皆未曾進行團體前晤談篩選成員，所以我的出現是團體帶領者及校方承辦活動的心理師意料之外的情況，他們或者淡定自若，或者大吃一驚，卻皆在帶領者擁有豐富知能和經驗之下，這突如其來的小插曲絲毫沒有大亂團體運作，還給予我適切的協助以及難能可貴的體驗。對於兩次小團體遇見的心理師和同學們，感激不盡。

二年級上學期某個午後，到學校探訪的媽媽陪我到車站取票時，好奇地詢問我「以往是如何自行完成的」？我天真地衝著她咯咯傻笑，彷彿握有什麼法寶一般。其實，只不過是善用台鐵的網路訂票系統，在訂票後持身份證到火車站取票即可，恰巧免去了口語表達的困擾。媽媽聽完，便與我相視而笑。雖然只是小事一樁，卻像是幹了一件了不起的大事一樣。天邊灑下一地澄黃，回想起距離當時半年前，還沒有確診，媽媽與我都尚未知悉我的選擇性緘默症，當下，卻已經能以輕鬆的語調談論此事，是令人欣喜的。

也許，困難始終存在，並不是因為診斷乍然而現，卻是在窮盡一切老套的世俗方法後，逐漸接受這樣的自己，才開始變通，尋求嶄新、適合自己的生活門路。行到水窮處，方能坐看雲起時。

接納自己的勇氣

二〇一七・十一・二十三

親愛的Rochelle：

　　今天晚上，我在老師面前口頭報告了。實際上，一開始我說不出話來，所以老師幫我讀出我事前準備的那些素材，漸漸地，我放鬆下來，最終能夠回答老師的提問。這學期我會再試試看兩次關於美學的口頭報告，但願我可以多說一些。

　　我對於今天的報告不太滿意，因為主要都是老師幫我說，但是，我知道接受自己的現況是很重要的。那很艱難、也很殘忍，卻是我的義務。

Best wishes,

Ayaha

　　要是說起來，選緘所致的困擾之最，莫過於上台口頭報告了。我覺得Ayaha其實很有勇氣，願意嘗試，也願意容忍自己可能做不到的未知性、模糊性。高中的時候，各科老師涵容與訓練雙管齊下、同學三年同窗暖心陪伴，縱然我還是會臨陣脫逃、膽戰心驚，每次上台發言所述總是剩下原先文稿的十分之一左右，支支吾吾、腦筋空白的部分佔據大多數時間，拖延至報告時間結束，總體而言，卻能算是進步不少的。然而，那些彷彿夢幻泡影，進入大學後便灰飛煙滅，每門課都是不同的老師、同學，光是那麼多陌生的臉孔都會讓我緊張到胃痛、心跳加速，甚至呼吸困難。其中，小組團體報告又比個人報告棘手。個人報告僅需與授課老師討論、協商以其他方式取代，只是我和老師兩人之間的事情，一切單純許多。小組報告就少不得繁複，姑且不論小組成員的心思、小組分工情況，自己那道關卡便很難過得去，愧疚之情無以言喻。

某一次即將進行小組報告，是一個每組以小時為報告時間單位的專業科目，可想而知，每人負責的份量並不輕鬆。當初分組時，由於我是外系所學生，便直接選擇感興趣的題目，加入已經敲定的分組名單之中，後來想想，覺得對組員萬分抱歉，視自己為拖油瓶中的拖油瓶。儘管同組的兩位學姊答允幫忙口頭報告的部分，我也提前將PPT製作完成，然而，我依然感到抬不起頭，因為他們勢必須要閱讀更多的資料、花費更多時間準備。我似乎沒有其他選擇，若非接受幫助、接納自己不安的心情，便得勉強自己面對無法言語的狀態，矛盾、兩難。另一方面，若是我真的自己上台報告，屆時無法言語，抑或說得亂七八糟，豈不是一樣給小組添亂嗎？我一直在想：是不是有更好的解決之道呢？

二年級一門課中，當時即將到社區中進行服務。行前某一週下課時，老師將我留下，詢問我：「是否與班級隨行？若是想去，得思考一下如何參與，畢竟這是團體活動。」我能明白老師的體恤與涵義，心裡沒有特別想去或不想去，只是有許多的顧慮。「為什麼大家都修同一門課，我可以不用去？」我和心理師討論這件事情時這麼說。我只是認為自己「應該」要去，不想要和其他同學不一樣，擔心這是我特殊的需求或者是不該得到的特權。「既然是社區服務，那就是要去幫助別人的，如果連自己都需要別人的協助，那怎麼服務呢？老師已經給予選擇的權利，所以最重要的還是你想不想去。」心理師對我說道。是呢……！這樣的堅持是無謂的，我該怎麼選擇呢？如果去了，我又可以用什麼方式參與呢？晤談過程中，瞥見心理師手肘附近的傷口而關切詢問，心理師藉機教育：「每個人都有脆弱的時候，沒有人能永遠強大。」我懵懵懂懂地點頭。「若是今天角色互換，當你的組員需要幫忙時，你也願意伸出援手不是嗎？別人的需要是需要，自己的需要就不是需要嗎？」她繼續說道。

心理師不斷提醒我不要忽略自己的需要，要懂得為自己爭取權益，縱使尚未覓得具體的方案解決自己所憂慮之處，但是，我想，在看見自己需要的同時，就已經漸漸接納自己的「不能夠」，即便這堂人生的學習課程裡，會有許多的兩難，包括被誤解成瘖啞人、包括擔心造成他人的麻煩，當長出接納自己的勇氣，相信會更勇敢面對生命中的種種議題，找到一個自己最舒服的姿態，好好地活著。

二〇一七・十・十一

親愛的Ayaha：

很不好意思，由於病況的緣故延遲回覆信件。

縱然為選擇性緘默症所苦，我始終相信語言是有能量的，這不正是我們現在做的事情（書寫）嗎？我必須坦承，有時候非常討厭說話，因為選緘加深了它的難度。然而，當我感到放鬆、興奮的時候，我可以愉悅地和他人暢談，直至我的聲音都沙啞了。

最近，我試著不勉強自己開口。如果操之過及、過於求好心切，反而會讓自己感覺像是快要被話語給噎死了。儘管很喜歡《小王子》中的比喻，我一點也不想成為那條吞掉一頭大象的小蛇。我應該學習追隨自己的腳步，而不是強迫自己跑得跟別人一樣飛快。慢慢來，才會快。相信自己，並且給自己足夠的時間緩緩前行，會是療癒的最佳途徑。

Best wishes,

Rochelle

二〇一七・十・十六

親愛的Rochelle：

我贊同相信我們自己是康復的最好方法，雖然很多時候這真的很困難。

上週我和學校醫師會面，並且告訴她：「我想要練習說話。」但是她跟我說，那對我而言，不一定是好事。我現在該試的事情，是思考如何以自己的方式與他人溝通。她還說道：「同樣地，使用輪椅的人應該學習如何控制它，而非單純聚焦於嘗試用自己的腳走路。」

我知道我應該標定出自己適合的溝通風格，可是，我很害怕，如果我不練習說話，人們會認定我是一個永遠不能說話的人。因此，我會失去在公眾場合說話的機遇，然後將會無法在大眾面前言語直到永遠。

或許，我沒辦法相信有一天變成能夠說話的自己。再者，即便我渴望和人們交談，但是我的確非常懼怕他人聽見我的聲音，我沒辦法控制這樣的焦慮。

Best wishes,

Ayaha

還記得輔導原理期末報告，我們這組的主題是「心理疾病學生輔導」，我依舊沒有自己口頭報告，由同學代勞。但是，這次很不一樣，組員讓我有機會用自製影片分享自己的故事——選擇性緘默症和憂鬱症，對我而言，意義非凡，不僅是多了一些坦然和釋然，也是我頭一回能夠以自己的力量在小組之中多貢獻些什麼，而非單純接受幫助。影片播畢，授課郭老師有一些激動，臉夾漲紅、眼眶含淚，說謝謝我，還帶班上給我鼓掌，讓我挺不知所措的，不知道怎樣才是，只能故做鎮定地向老師點頭致意。我的兩位組員兼系上同學，在好多課裡都幫了我好多，下課時，悠竹走到我身邊跟我說謝謝，Cherry拿餅乾與我分享，那個當下，我在心裡對自己說：「我的天啊！那麼多人對我那麼好，我都要哭了！」真的，真的，對於這麼多幫助我的人，我只有在心中默唸一次又一次的謝謝和謝謝。

標籤

二〇一七・十・一

親愛的Ayaha：

謝謝你和我分享關於選擇性緘默症的獨到見解。我們確實須要接受選緘是自己的某一部分，縱使這是一件一點也不簡單的事情。我認為不只是選緘，各種心理疾患不應該被單純視為病弱或障礙，一方面，我們為疾患所苦，另一方面，疾患幫助我們看見真實的自我，某一部分就連自己也未曾留意的自己。

曾經讀過選緘者抱怨直至成年才被診斷出這個疾患，當第一次接觸到這樣的觀點時，我也曾滿腔疑惑的問自己：「為什麼沒有人跟我說過選緘？為什麼師長沒有察覺我的困境？為什麼我不能像每個人一樣流暢表達？」

然而，經過思考後，我漸漸沉澱平復。儘管選緘自幼相伴相隨，幾乎沒有人知道這個疾患。當我年紀尚小時，大家總認為我說話只是因為內向害羞，長大以後就會轉好。這當然是不正確的，選緘並不是一個可以簡而言說的疾患。現在的我一旦感到焦慮，依舊動彈不得。

我們能做的並非對於自己的處境自艾自憐、怨天尤人，而是提升大眾對於選緘的意識。我明白這是一項道阻且長的任務，卻會盡己所能、做到做好。成為一名助人工作者是我的夢寐以求的志向，可是，還有各式各樣幫助他人的方法，真誠祝願每一位遭遇困頓、苦難的人，都能獲得妥善的幫助。

Sincerely,

Rochelle

二〇一七・十・三

親愛的Rochelle：

謝謝你的信件，Rochelle。我很認同你對於選擇性緘默症議題的觀點，選緘相對其他疾病而言是罕為人知的，這意味著許多人並不曉得選緘是造成他們困境的原因。

當我還不知道自己罹患選擇性緘默症時，我把自己當作是異類。我很恐懼別人聽見我的聲音，可是沒辦法跟別人陳述那種感受。得到診斷的那一刻，我驚訝得不知道該說些什麼，但是同時，我也鬆了一口氣，因為理解到自己並不奇怪，只是生病了。從那以後，我真的認為提升大眾意識是非常重要、不可或缺的事情。

Best regards,

Ayaha

最初醫師詢問我認為自己像不像選擇性緘默症時，外表看似心如止水，其實內心我是反彈及抗拒的。單純就診斷準則而言是相似的，我卻不願意再次被黏上標籤。當時，小孩子心性重，就算知道醫師依據客觀診斷準則判斷，仍然對於精神醫學診斷不像其他專科疾病具備生理檢查為基礎，不滿那一小部分人性上的主觀，任性地認為醫師憑什麼以自己的一面之詞，草率、獨斷決定「我是誰」、「我是什麼樣的人」？醫師簡簡單單幾個字，彷彿我只是教科書上的某個案例，或者醫院檔案櫃上的某本病歷而已，可是自此之後我的世界將因診斷而顛覆。我，幼稚地把醫師醜化為手操豬羊生殺大權的屠夫。

過了一段時間，自己的心態調適過後，反而慶幸有這樣一個標籤，別人甚至自己過去誤解為這是過度內向羞怯，而選緘提供了嶄新的解釋、更容易被理解與接受的理由，讓別人更明白我的需求、讓我多一點勇氣尋求協助。世界上有許多內向的人，甚至每個人都有害羞的時候，以前，我只能將自己歸入那群之一，以為大家都一樣，自己沒有理由特立獨行、標新立異，應該要完成所有其他人都能完成的事情，更別提開口告訴身邊的人：「我真的很害怕、很焦慮，現在的我還做不到這件事，可不可以請你幫幫我？」當我明白自己的狀況起因於選緘，我比較能夠不譴責力不從心的自己，多一分理直氣壯告訴自己不是故意的、並非自己技不如人，自己有了底氣，更能安撫心中的小女孩，勇敢為她爭取外援。在這些過程中，漸漸形成新的自我概念，絕非將自己與選緘劃上等號，而是藉助選緘的脈絡去理解自己：選緘者的平均狀態跟我有哪些異同？從這些相同與相異之中，回想起什麼故事？那些故事裡的自己的想法和情緒為何？總體而言，我察覺到什麼？一點一滴積累，長出了自己的根，不再漂泊無依。

就像Ayaha得知診斷後的長舒一氣，那是一種「知道自己是誰」的解脫。

「標籤不全然是刻板印象及歧視，而是幫助人與人之間更快速溝通的名詞，是理解新事物的捷徑，只要在看見代表性的同時不遺忘個別差異的存在。」我在HEHO健康網採訪的email中寫道。

第四章 療癒

藥不藥

特教老師詢問道：「如果不是因為選緘，那是什麼原因而服藥呢？」不知道為什麼，在沉默以對後，淚水不斷從我的臉龐滑落。那天，斷斷續續，從下午哭到晚上，直到啜泣入睡。「每一滴眼淚都是珍珠，很珍貴。」老師是這麼說的。

身為一位心理系學生兼病人／案主，對於接受藥物治療與否，都是艱難的選擇。做出選擇並對這樣的決定漸漸釋懷並配合醫囑，確實費了不少時間及心力。有時候，我會想，如果自己只是一個選緘幼童，而非十九歲選緘合併情緒困擾的女孩，我會有不同的抉擇也說不定。抗鬱劑對我而言是一箭雙鵰，對於選緘和情緒問題都有助益，不可否認，藥物也有副作用，需要一些時間才能適應、與之共處。

關於用藥，Ayaha是這麼說的：

二〇一七・十二・二

親愛的Rochelle：

實際上，三、四年前我曾經服藥，但是副作用讓我不勝其擾，因此，我害怕服藥、自行停藥，甚至不再去醫院看診。現在的我規律地與學校的醫師會面。當然這是每個人自己的選擇，然而，如果他們選擇服藥，他們應該相信醫師，即使有時候並不容易。

除了副作用讓我不想服藥之外，我認為服藥好像意味著選緘是一個壞東西。即便選緘使我的生活充滿困難，可是我無法想像剔除選緘後的自己。

Best,

Ayaha

這是一個艱難的決定。不論是年紀較長的患者為自己選擇，抑或家長為稚子抉擇，都不是服藥與否這麼簡單。據我所知，並沒有太多醫師由於選擇性緘默症而處方藥物，或者因為選緘而服藥的患者並非多數，與其他精神疾患相較之下，關於選緘藥物的研究是稀少的。在資訊不多的情況下，選擇變得更加艱難。

沒有使選緘痊癒的特效藥，藥物並不能讓選緘者和一般人那般滔滔不絕，這是它的限制和極限，藥物用來彌補地基的不足，仍然需要在地基上構築，才是完整的建築，心理治療、自己的心態、環境的調整都是不可或缺的。然而，藥物可以減緩焦慮，幫助患者不那麼緊張不安，增加開口的機會。

精神科藥物有趣的地方在於在嘗試之前，沒有人能夠保證這項藥物對你是不是有效，就算是相同的疾患、相同的藥物，在不同人身上可能展現出截然不同的效果。最好的策略就是發問和理解，相信醫師很樂意解答，若不放心可以多聽聽看幾位醫師的想法，再做決定。若是決定服藥，找到一位信賴的醫師，好好與之配合，盡量告訴醫師服藥後的狀況，與醫師建立良好的溝通，給彼此時間找出適合的藥物，包括降低副作用影響、增加藥物功效，不要隨意自行停藥。

最初服藥時並不知道選擇性緘默症，而是治療輕鬱症，抗憂鬱藥物亦是治療焦慮疾患的主要用藥，但需要兩週左右的時間方能見效，因此治療初期輔以藥效較快顯現的抗焦慮藥物，短期使用後，在醫師協助下停用抗焦慮藥物。恰好選緘和憂鬱兩者之間的用藥有所重疊，於是，在醫師告知我這個疾患之前，我已經蒙受藥物的助益。服藥一週後，我第一次能夠在整個諮商晤談時間（五十分鐘）全程使用口語表達，好好跟心理師聊，而非過去的筆談或緘默，儘管話語不多，卻是全新的體驗，不知怎地不再那麼緊張。

在日新月異的時代，醫療技術飛進，卻是難免各方意見有所分歧，各懷專業、各抒己見能促進思辨，然而，人們的通病便是一無所知卻又一意孤行。對於精神疾患的藥物治療，許多人有所反彈，沒有試圖理解疾患及藥物的前提，便力阻患者服藥。身為相關科系學生，服藥之前內心尚且萬分掙扎，也難以對於旁人的風言風語置若罔聞。每每聽聞類似事件，會為了患者感到心疼，他們被生生奪走選擇的權利，卻需要一身承擔一切。不論是憂鬱症、躁鬱症、ADHD（注意力缺失／過動疾患）等精神疾患，當然還有選擇性緘默症，他們身上多少揹負一些情非得已，曾經讀過一種比較理性的看法：藥物是一種輔助，可以讓原本極為艱難的事情變得稍稍不那麼艱難，少花費一點力氣達成相同的目的。我想說的是，每個人都有自己的想法、表達意見的權利，但在開口說些什麼之前，請先理解它的真實面貌好嗎？

或許，對於用藥與否這個「世紀難題」，並沒有所謂「正確」的答案，最重要的是在資訊充足下，找到對孩子最有益的協助。

漫漫長路

藥物治療可以幫助選擇性緘默症的生理因素，降低焦慮程度，然而，心理諮商、心理治療是另一種常見的醫療管道，也是藥物輔助外不可或缺的，相對處理根本的做法。

這是一條漫漫長路。在未來的事情發生前，沒有人知道這條路通往何處。心理師可以掌燈指引，可是，道路彼岸的風景為何，是心理師和個案、環境（包含個案身邊的人、事、物）共同創造的，是否能夠獲得成效，端看個案和周遭的人願不願意走。就像一齣舞台劇一樣，需要眾人齊心協力。

第一次在諮商中談口語表達

儘管國中階段曾經接受過輔導室、張老師機構的協助，大學卻是我第一次正式接觸諮商資源，填過申請表單，在心輔組進行諮商的歲月就此開展。會有很大一部分聚焦在口語表達這塊，是出乎我意料之外的，原先，就只是希望藉由探索的過程更加認識自我而已。初見心理師，便有似曾相識的面善之感，或許如此，一開始就能和心理師說話，但是依然期期艾艾了好長一段時間。有次晤談，心理師指出我關於書寫和口語表達程度的不一致，接著說她很努力保持清醒、不讓我「被遺棄」。無法忘懷自己聽到這段話會那樣激動，癱軟在沙發中，把臉轉向另一側，害怕自己會忍不住落淚。

Rochlle的日記

二〇一六・十二・十六

高中的時候，國文課本選了一篇張愛玲的散文，篇名是〈天才夢〉，那篇課文在所有讀過的課文中算是特別突出吧！一個原因是教學以升學為目的，所以老師很少上白話文，另一個原因是課本收錄的文章通常都十分開朗樂觀、陽光正向，唯獨這篇文章，雖然不是陰暗到極點，可是顯得有些淒苦。當時讀這篇文章，只覺得作者有些瘋瘋癲癲，是不是她貶低了自己？我沒有作者那般的才華，也沒有她那樣特別的經歷，可是最近我好像可以明白她的感受，或者，就某一部分而言，我們其實是一樣的，也就是說，對某些多數人習以為常的事情並不是那麼擅長。文章裡最令人印象深刻的是：「生命是一襲華美的袍，爬滿了蝨子。」細細品嘗這句話，發現這樣的形容再好不過。

經過今天晤談時心理師的提醒，我才發現自己的矛盾之處，透過文字可以盡情表達的我，還有說不出話來的我，同樣都是「我」，那為什麼面對文字我能行雲流水，卻總是對口語沒轍呢？以前，我只知道自己說不出來，但是今天我好像比較具體的感覺到說不出來時的自己，有在思考自己的想法，想什麼樣的詞語符合某個感受，也試圖把這些亂七八糟的思緒訴諸言語，只是這些想法很調皮，我才試著抓住一個，另外一個又飛走了，就這樣思緒飄來飄去，可是我什麼也沒捉住，就好像一直沉浸在自己的小小世界，回不到與這個世界的連結。有時候好像抓住了，可是它好像一顆氣球卡在喉嚨裡面，想要飄出來卻又出不來，我只能乾著急，卻對這顆氣球束手無策。

從小我的話就不多，尤其是自我表達更是難以啟齒，願意給我機會講的人不多，催我說的人倒不少，教我自我表達最多的是高中導師，甚至還願意給我二十分鐘糾結，怎麼樣也說不出請假的原因，他一邊等我，一邊聯絡師母，最後我才使用手機打字表達出來。但是大部分的時候我只要講一句話，他就可以跟我談一個小時，所以我還是不習慣自己是談話中言語較多的一方，也很習慣別人來告訴我怎麼去做選擇。我一直都能隱隱約約感覺到和我講話的人的感受，也明白跟我講話是一件很疲倦、很不容易、很需要耐心的事情，可是沒有人像今天晤談時，心理師這麼清楚具體地告訴我那樣的感受，也沒有人告訴過我會等我，我也不知道那樣的感覺原來叫做「被遺棄」，原來我也可以說不知道，原來我需要去為自己做更多的選擇。對於自己今天的反應，我也不太明白為什麼，我只知道好像有感動、有難受、也有一些愧疚，感覺胸口悶悶的，感覺心裡很深很深的地方好像被心理師觸摸到了。原來激動是這麼一回事，原來激動也可以是外面安安靜靜、裡面卻洶湧澎湃的。

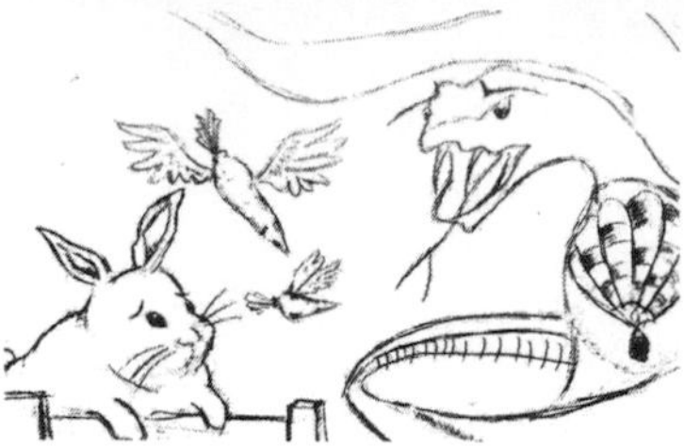

說不出話的感覺，就像氣球卡在喉嚨裡的蛇、就像吃不到飛天胡蘿蔔的兔子。

話成畫

過了兩天，想了好久，我好像更明白自己的感受了，有一些感覺特別強烈，可是我一直都不認識它們，也不知道它們的名字是什麼，因為我沒有想過自己和它們之間會有關聯。那個星期六傍晚，我才想通晤談時所經驗到的情緒和原因，在短短的幾分鐘之內、在諮商室中，我彷彿經歷了很多、很多，這樣的感覺很奇妙，就好像是一場穿越時空的旅程。除了感動、難受和愧疚，還有一種感覺稱為「委屈」，我和它素昧平生、未曾謀面，可是不知為何我突然發現了它的存在。那天，對「誤會」這個詞好像有不一樣的感受，原以為是前一陣子和同儕相處的經驗讓我對人際關係有點疑惑，在這個儒家思想為主的教育和文化背景下，並不是像我所想像的一樣，大家都秉持人性本善的信念，雖然人和人之間不能完全相互理解是常事，沒想到還存在一些人，傾向往負面的方向曲解別人的意思。晤談當天，覺得這些和言語造成的誤會好像沒什麼關係，所以沒說，後來，我才驚覺自己原本不在意識中的某些成長過程，還真的有不少言語表達匱乏所造成的誤會，這些誤會不一定很大，可是的確存在，只是我已經習慣忽略它們，我也發現晤談那天心中的吶喊，不曉得在生活中發生過多少次：「我真的不是故意不說，我覺得自己想說，只是確實不知道怎麼說！」那樣的感覺好像就是委屈和無力吧！我把自己的言語表達狀況，畫成了一張圖，雖然不擅長素描，也沒有時間再做細部處理，不過就是想畫出來——一隻被柵欄隔離的小兔子、抓不著有雙小翅膀的蘿蔔，還有一只熱氣球漂浮、梗塞於一條蛇的喉嚨裡，意味著「說話」此事帶給我的感受。這是第一次正視自己一直以來由於口語表達所受的傷，能夠處理這個議題對我來說真的是意義非凡的里程碑。

在那之後，心理師與督導討論過我的狀況，決定給我一些時間慢慢練習說話，當前目標是協助我以任何方式自我表達。牌卡、沙遊、繪畫都陸續試過，最終找到以「心智圖接龍形式」筆談這樣一個方法晤談，持續一個學期左右。

隱喻的使用在諮商中常見，大一下學期有一陣子在晤談中，心理師和我都以「開門」和「鑰匙」比喻口語表達這件事情。口語表達對我來說是老問題了，但是那時候發現自己很妙，有時候很積極、很努力地渴望與追求自我突破，也漸漸一點一滴進步；有時候卻自暴自棄地覺得自己很有病，冥頑不靈、不聽勸，還挺矛盾的心情，約莫也是常常在諮商室中為此鬧彆扭的原因。

有一回週一的晤談，心理師逆向操作，不開話題，也沒有讓我把紙筆拿出來，要讓我練習自己「開門」。心理師只是靜靜地等待，在一旁反映我焦慮的小動作，期間曾經詢問數次她能幫我什麼，其他時候，只是沉默，卻還是關注著我、陪著我，並非放任我獨自面對這段時間的煎熬，但亦不打算直接幫我處理。那段時間，還挺可怕的，好像該做什麼，但又不知道做什麼、怎麼做，困窘、不解、無助、難過、憤怒、焦急、徬徨，思緒不停地變換，一下子著急地想哭；一下子對自己失望而生悶氣；一下子不明白心理師的用意而困惑。經過三十七分鐘的天人交戰，才逐漸冷靜下來，收起情緒，面對眼前的情境，小聲開口詢問：「可不可以用寫的？」心理師旋即答允，她本無意堅持我必定得說話，只是希望我多一分主動、試著打開心房。我從來不知道，原來諮商中的沉默技術可以如此運用，也震驚竟然有人能夠容忍那麼漫長的沉默，比我還要能忍受無聲的時刻。心理師讓我有心理準備，接下來可能還是如此運作，當時我笑了出來，覺得心理師故技重施有點可愛。之後想想，還是害怕的，大概是明瞭行為塑造很常運用「漸進」的概念，所以覺得有壓力吧！下次，會有什麼情況呢？再一次沉默這麼長時間是不是很矯情？但是要自己能夠立刻說出話來也不可能吧？我可以技術性地迴避掉嗎？心理師的目標是什麼？這次答應我筆談，那之後還是如此嗎？會不會又要說話？好多的擔心，只有時間能夠換得澄明。「鑰匙沒有不見，就在自己手中。」心理師是這樣告訴我的。

經過一個月，以往晤談心得是用email寄給心理師，依照原先預計的，那週要嘗試讓我自己唸出來，因為前幾週能夠說些話了。一進諮商室，心理師便察覺到我的異樣，她知道我有點疲憊、有點情緒，讓我自己選擇先唸心得或者先談當下的狀況。這次，很特別，沒有先前一直以來的焦慮與緊張，取而代之的是憂傷和難受，約莫是憂傷和難受的巨大掩蓋了焦慮與緊張的緣故。稍微沉澱了一下，我拿出心得，畢竟，什麼都不做也不是辦法，因為知道當下的自己談不了情緒，也許從心得著手容易些。我錯了。整個session，我沒能說話、無法朗讀。挫敗感讓我的感覺更加糟糕。再一次的，我沒有按照劇本演出，我們都以為的劇本。原本的我，應該要能唸出來，應該要為自己的突破感到欣喜，但是，我脫稿了，始終沉默。由於狀況實在太差，晤談之後還是寄信給心理師，訴說我想知道怎麼幫助自己的心情；訴說自己不想再待在這個狀態了；訴說不想要自己的狀況帶給周遭的人困擾。心理師回應我：她也想知道，對我而言，什麼才是我需要的幫助？她能明白我不想帶給他人困擾，但這似乎也阻隔了他人可以靠近或協助的可能。她還告訴我：她猜晤談時的沉默帶給我極大的失落，她也是如此，有種看到我在痛苦的當下，想要幫忙卻被我阻絕在外的感覺。

關於釐清自己的需要、尋求他人的協助，心理師不厭其煩地教了一次又一次，在歷經多時後，我一點一點學會接納自己的限制，適時幫自己尋覓資源，懷著感恩的心接受外援，讓我在即使無法言語時，不至於孤立無援。

簡單的邏輯

升上二年級後，大多心力都費在處理情緒之事，口語表達著力相對沒有那麼深，卻也在各種微小細瑣中慢慢磨練著，面對心理師，雖然話還是不多，倒是可以斷斷續續、停停走走地談完整個session，加之開始習慣文字轉語音系統的使用，口語和打字便交替著運用。

又有一次，心理師提出一個問題讓我回答，其實，我是知道自己想說什麼的，但是，字句被封鎖在聲帶裡，嚥口水嚥了半天，舌頭來來回回吐出又伸進，沒輒就是沒輒。我不知道自己為什麼要哭，並不認為這件小事值得傷感至此，有口難開的感覺倒是那麼熟悉，一下子淚水就被催落，滴滴答答、滴滴答答。這不是第一次因為說話的挫敗感在諮商室裡淚流滿面。「有安全感是不是比較能說話？」心理師說道。我點點頭。「沒有安全感是不是比較難開口？」她繼續說道。我一邊啜泣一邊點頭。「那你需要的是什麼？安全感是嗎？這是一個簡單的邏輯。」她說。「也許，在很多人眼中輕而易舉的事情，對你而言，需要更多時間和心力，是吧？」這段溫柔的話語讓稍停的淚水再一次滑落不止。

一年以後的現在，心理師跟我坦承：她看到我霹靂啪啦地打字、用筆電侃侃而談，覺得很難過，其實我有那麼多想說的，會不會她用錯了方法而勉強我做些什麼？許多人期待她幫我能夠說話，可是她一直在思考怎麼樣對我才是有幫助的，究竟是說話呢？還是用我的方式好好表達？

諮商是一條漫漫長路。我時常覺得諮商彷若藝術創作一般，不同學派、性格及專長的心理師，風格各異、百花齊放。心理師知悉我的診斷，卻從來不以病理的視角看待我，她的眼眸裡映照的是我這個人，完完整整的模樣。她一路伴於左右，見證我的緩步成長，從傻不愣登的大一走至今日已然三年級；從門扉緊掩到敞開心扉；從靜默寥寥數語直至眉飛色舞的傾訴。這趟路程中，有晴有雨、跌跌撞撞，卻繽紛多彩。這條漫漫長路，感謝心理師一直都在。

生理回饋

情緒與生理現象息息相關、密不可分，兩者之間交互影響，而生理回饋儀的原理便是藉由生理訊號（心跳、體表溫度、膚電、血壓、末稍血流量等）的視覺化、聽覺化，幫助我們學習調整自己的情緒狀態，是一種治療焦慮疾患常見的輔助設備。在治療室中，透過儀器反饋、心理師引導，學習放鬆技巧，並將所學應用到生活中。

經由醫師轉介給臨床心理師，我曾經做過幾回生理回饋治療。在療養院心理治療時，心理師讓我把左手中指放在一個圈環（手指感測器）內，圈環的另一端連接筆電，程式會在螢幕上以曲線呈現心率變異（Heart Rate Variability, HRV）。剛放好感測器，我的手指便緊張得不斷顫抖，心理師要我把手心朝上放在腿上盡量別動。第一次在沒有刻意調整呼吸的情況下，心跳飆高到一一〇多bpm（次／分鐘），曲線起伏頗大，坑坑巴巴的，其醜無比，意味著放鬆程度低的紅燈不斷亮起，過程中五〇—九〇%以上都是處於這樣的狀態。一次、兩次、三次、四次，依照螢幕上的游標（游標往上吸氣，往下吐氣）以及心理師的指導語做腹式呼吸（他說像吹蠟燭），心跳漸漸緩了下來，最後心跳大約可以降到九〇多，而紅燈和藍燈（中等）的比例越來越少，綠燈（放鬆）的比率到了六〇%左右，心電圖曲線變的較平滑，往上再往下，最高點和最低點之間不再出現扭曲皺褶，是漂亮的圖形。另一次在醫院做的生理回饋是躺在床上做的，兩隻手分放在身體兩側架子上，這次使用的儀器更多一些，治療師放了韓瑞克森（Hendridkson）放鬆法的指導語讓我跟著做，只是那次並沒有看到呈現數據的螢幕。

比較可惜的是兩次生理回饋治療都只做了一、兩回，由於種種因素而無法多做幾回，醫師告訴我生理回饋需要比較長時間，療效才會比較明顯，建議我每天睡前在床上多練習放鬆訓練。

「逗點空間」是由「睡眠管理職人」和「心理師想跟你說」共同經營的網頁，提供三個放鬆練習的詳盡介紹與示範影片（指導語），能夠緩解焦慮，大家可以試試看。

一、腹式呼吸法diaphragmatic breathing

二、漸進式肌肉放鬆法progressive muscle relaxation

三、自我暗示放鬆訓練autogenic relaxation training

逗點空間

一步一腳印

面對、面對，這兩個字，大家使用得有點氾濫，幾乎每個人都能琅琅上口。然而，上變態心理學（異常心理學abnormal psychology）時，以焦慮疾患為治療、研究專長的精神科主治醫師為我們講課，也真切說明治療焦慮最好的方式便是面對它。我認為：勇往直前、無所畏懼地向前衝向恐懼當然是不可能的，畢竟上天賜給我們判斷危機的智慧，而不是莽莽撞撞地一頭栽進危險之中，所以要一小步、一小步前進，直到能夠與恐懼的全貌和平共處，這就是系統減敏感法的精神。

最初認識Ayaha那幾個月，我們完全是用文字交流的，不論是Messenger或email，那是我們最習慣、最擅長的形式。後來，我們都非常企盼有一天能夠自在言語，於是開始共同練習，我們使用的也是系統減敏感法的原理。我們設定了說話的焦慮階層表，從文字到語音訊息，再到電話通訊，最後則是視訊通話。第一次交換語音訊息時，我們只是向對方打招呼，光是「Hello, Ayaha」兩個字，我都掙扎了好幾天，終於找了校園一個安靜的角落（不想被聽見），話卡了喉嚨三分鐘，才終於完成這個挑戰。儘管最終還沒完成整個階層表計畫內容，沒有通電話、視訊，就迎來面對面的時刻——香港選擇性緘默症工作坊。雖然一開始我們還是無法說話，短短兩天，我們比想像中的更快完成原先擬定的階層表，從微笑、寫字、打字一步一步來，到了第一天晚上，我們已經可以在只有彼此的時刻談天說地、侃侃而談，行前的語音訊息對話，讓我們已經聽過對方的聲音、讓自己的聲音被對方聽到，這無疑為當面聊天預先做了最好的鋪陳。

要說選擇性緘默症的治療，最經典的非屬悄悄融入法不可。

以往課堂中的小組討論，我總是靜靜地聆聽，很少表達自己的想法，對我而言，那是一種習慣，也是最自在的姿態。二年級上學期，這樣的情況開始轉變，在某一堂課上，小組成員明白我的難處，十分溫柔友善地承接住我的焦慮，並且直接地詢問我需要的協助。他們成熟的做法，讓我能夠安心的做自己，允許自己以自己的步調一點一點參與其中。我不知道有什麼樣的文字足以傳達內心的感恩，但我知道，同學們的理解與協助是最棒的禮物。相對於幼童的悄悄融入法，我想到的是逆向操作的悄悄融入法。不是被動地等待別人接近，而是讓自己漸漸不那麼緊張，再慢慢融入到團體中。一開始不需要立即強迫自己加入小組同學圍成的圓圈之中，可以在不遠的地方聆聽；可以不用與任何眼光交會；可以用文字發表意見，對我而言，幫助很大。

後來仔細回想起來，在我不知不覺、心理師也沒明說之下，心理師似乎幫助我完成了完整的一次相近悄悄融入法的歷程。晤談一年多時，我還是不太能跟心理師說話，有很多時候語句很短，沉默的時間也長，需要比較多時間醞釀（吞口水、抿嘴唇、天人交戰），才可以把塞住咽喉的話語驅逐出來，就算是處於十分熟稔的諮商室內，我仍然容易感到焦慮。之後有一陣子，身心狀況其差無比，時常沒辦法上課，於是待在心輔組休息，除了昏睡、發愣、讀書之外，心理師百忙中有空檔也會走到我身邊跟我聊幾句，關心我的情況、幫忙我調整情緒，也許是少了一些諮商室中的結構性，多了幾分閒聊的隨意，反而沒那麼緊張，雖然每次對話只是一小段，日積月累儲存的力量卻很可觀，跟心理師在一起的時候，我慢慢不那樣忐忑不安，可以說更多、更深入內心的話語，每當她和我玩在一塊兒，我越來越放鬆，自然而然享受那個過程。

王醫師是我看診時日最久的精神科醫師，儘管可以在點頭、搖頭之外說幾個字，但是我幾乎不會比較詳細地描述自已近日的病況或生活，時常跟醫師大眼瞪小眼一段時間方能發出細如蚊聲，喔，不對，我根本不敢直視她。後來有一次心理師為了與醫師討論我的情形，便陪我一起回診，當時看王醫師的診約莫九個月了，每次看診還是戰戰兢兢，我們的相處模式彷彿只是初見幾回一般。那時，認識心理師已經近乎兩年，乏味的候診期間，她與我笑鬧，逗得平時只有一號表情的我笑得開懷、燦爛，像刺蝟防衛的針尖徹底懈怠，進了診間，我還是忍不住不停衝她傻笑，這是我第一次在診間有了笑容。剛開始，面對醫師我依舊拘謹沉默，心理師在一旁引導，不是像爸爸陪同時見到我的模樣便說：「要跟醫師說啊！眼睛要看醫師，不然不禮貌。」也跟媽媽不一樣，並沒有在我沉默時替我回答醫師，而是對我微笑、和醫師一起靜靜等候我開口，偶爾提示我：「醫師的提問，我們之前曾經在晤談時討論過。」在醫師問診完畢，我也回應之後，心理師再將她對我的理解與觀察一一向醫師述說核對。出了診間後，心理師糗我：「你跟醫師真的很不熟耶！」我不好意思地笑著。「我跟醫師說話，也是在向你示範怎麼溝通喔！」她說。我鄭重地點點頭。

此後，回診不再出現心跳過速、呼吸困難等症狀，也逐漸能夠和醫師多說一些，在心理師的協助下，我對於醫師這個權威者似乎不再害怕，那種感覺就好像是「我和心理師一起努力把醫師拉成同一國的」。悄悄融入法，就是讓小圈圈一點一點長大，慢慢變成大圈圈，這個大圈圈，我希望有一天會是整個世界。

不論是減敏感法，或是悄悄融入法，一小步、一小步徐徐前行，縱使慢了一些，總會抵達目的地。走過的路不會白走，只要踏出一步，會在人生的沙灘上留下腳印的。緊鄰沙灘的，便是海闊天空。

第五章

芝麻小事細細品

不只是緘默而已

❋完美主義，擔心工作不適當、質或量不佳。
❋拖延、逃避。
❋考試或計時考試的問題，包括：怕寫不完所以寫得太急、恐慌、太緊張無法檢查答案，或重覆檢查答案因而做不完。
❋開放性題目和指令不清的問題，擔心不符合老師要求、擔心做錯。
❋無法要求幫助或說明，無法表達擔憂或抱怨。
❋害怕表達意見，不敢說自己喜歡或不喜歡什麼。
❋放空或恐慌症狀。
❋容易受挫。
❋字寫得無法辨識、字體很小或字跡很輕，試圖隱藏自己不確定的答案。
❋團體合作有困難，可能不積極、被動；也可能相反，因爲擔心成果不佳而表現得像「控制狂」。
❋爲逃避學校社交情境、或擔憂功課，因而拒絕上學或假裝生病。
❋比別人更容易擔憂。
❋對於他人的想法和情緒非常敏感。
❋難以表達自我情感。

（以上資料中譯由「台灣選擇性緘默症協會」提供，Copyright 2017 SMAT）

第一次讀這篇文章時，第一個反應是：「我的天啊！這也太準了吧！」每一項行為就像一顆又一顆小球，不偏不倚地擲中我，令人不禁連用（誤用）幾個成語：「一針見血」、「一語中的」、「萬箭穿心」、「百發百中」、「正中下懷」。縱然明白這些項目並非診斷依據，甚至跟「症狀」兩字沾不上邊，但是，這應該是許多選緘者共同的特質。（提醒讀者切勿對號入座，包含診斷準則亦是，需醫師、心理師專業判斷。）

這一項項特質彷彿串連起那些年的回憶，使得當初一小撮、一小撮的不明白，逐漸理出頭緒，從選緘的脈絡中匯流，用新的角度再一次認識自己。

那些年，那些試

爸爸時常提起剛入小學時的我，到了月考前一、兩天，算數還是多一、少一，我對於這些沒什麼印象，只記得自己的學習狀況是三、四年級之後才逐漸穩定。之後的十年歲月，我很早就意識到「自己並不聰明甚至還有點糊塗」這個事實，每次考試前，總是得多讀一些參考書、多做一點習題，考試時，寫個幾題便回過頭去檢查一次，在那段不需以原子筆作答、不需劃卡填答的國小歲月裡，遇見不確定的題目，更是用鉛筆「輕描淡寫」一番，現在想想，這或許是寫不快、做不完的原因之一。

大一下學期末，憂鬱症狀陸續出現，大腦運轉的狀況奇差，宛如工廠裡頭那台即將報廢的機器，齒輪之間散發嘰吱嘎響的陳年古董氣息，一點也不靈光，同學能夠在一小時內完成作答，我卻必須以兩倍至三倍的時間才能寫完試卷，更有一回統計上機考試，花費長達六小時獨自面對筆電、和統計軟體抗戰。意識到自己的注意力、記憶力、思考能力等認知功能皆極度受到影響，使得焦慮完全操縱了我，就連同學們奮筆疾書的聲音都會讓大腦這台機器徹底當機，以致於無法與全班同學在大教室內應考，幸得心理師為我爭取權益、授課老師願意調整應試時間或方式，我才能夠抽離原班、在系辦考試。固然仍受限於憂鬱症所致的認知功能大幅下降，獲得備而不用的彈性，卻能夠降低焦慮程度，讓我可以發揮一定的水平，而不至於墜落不及格的深淵。

拒學

也許是青春期生理、心理產生劇烈改變的緣故；也或許是面臨基測考試與升學壓力；也許是學校不得不面對的社交情境及喧擾讓人喘不過氣，國二、國三處於斷斷續續的拒學狀態。戰役是從鋼琴才藝課和英文補習班開始的，就算爸爸拿著皮帶、水管嚇唬我，我寧願將自己反鎖在小小浴室之中好長一段時間，也堅決不願意去上課，一半的時間哭得撕心裂肺，一半的時間用來填補學校的課業。後來，在學校的話語漸漸減少，甚至整天下來就是完全被動地回答老師、同學幾句，每一節課都趴在桌上聽講，下課了就是在位置上唸書，不是因為想要或者喜歡讀書，而是對世界感到畏懼，像一具空殼躲在書海裡，令人稍感安心，勉強維持在失控的邊緣。我終究還是脫軌了，天天吵著爸媽不願上學，也真的在家休息了幾回。幸好，導師悉心協助我撐過那段時期，順利應考、畢業。她總是耐心哄我，以述說生命故事、離班自習、帶我一同添購班上點心等方式降低我的焦慮，而非一味強求，幫助我熬過拒學的那些日子。

玻璃娃娃

正著手書寫這段文字時，恰巧於「選擇性緘默症者&家長&老師的討論區」Facebook社團中，讀到一則家長書寫孩子在校與師長相處情況的po文，當中有一句話是這樣說的：「選緘的孩子兇不得。」或許一般人看見如此話語，會有許多質疑——憑什麼選擇性緘默症的孩子嬌貴如溫室花朵？老師難道還不能執行教育的職責嗎？

但是，我想大多數選緘的孩子與其父母都能明白的。就算到了二十歲這個年紀，對於某些時刻無法言語早已習以為常，面對嚴肅刻板的師長時，仍然無法克制淚水淅瀝嘩啦如雨下，任憑我怎麼提醒自己要矜持些、千萬不要失態，抹淚的速度遠不及淚珠的重力加速度。那些感受和反應似乎就是直覺反射，我覺得自己好比是玻璃娃娃，儘管外界只是輕輕觸碰，對於他人情緒的敏感，卻像是偌大的湖泊藉由漣漪不斷擴散水滴的擾動一般，絲絲風吹草動都會放大為天崩地裂、滔天巨浪，讓我碎裂得體無完膚。

當時製作特教入班宣導的自述小短片，每一則小故事都只有寥寥數語，除礙於版面編排、記憶侷限之外，大多數的事件都只是一句話而觸發，師長皆非臉色大變、勃然大怒，語言亦非極度尖酸刻薄，更多的是從小便易感於話語背後的情緒，被大腦這個聽診器加以放大。

玻璃的易碎脆弱，一方面來自於情緒敏感，一方面來自情感表達困難，若從表面看起來，自己還真是個叛逆少女。高二有次換座位，原先抽籤分配已畢，有位男孩卻想和我前後對換，當下我沒答應，可是過了一天，他和附近的同學時常嬉戲玩鬧，受到干擾的我下定決心找他把位置換了過來，他明白自己的行為造成我的困擾，便向我道歉。班導師上課時對此事有所察覺，下課時間把我、男孩、兩位風紀股長都喚到辦公室。各自坐定，我朝每個人瞥了一眼，兩位風紀一臉疑惑，男孩知道是換位置被抓到而姿態恭順，三位男生在場，反倒是我最桀驁不馴，始終將臉別過一側，一臉彆扭，連自己也不太明白為何如此。一向溫和的老師面有慍色，嚴厲地問：「昨天位置不是已經安排好了嗎？為什麼又換位置？」我本想著回答：「老師之前總說小組成員同意即可。」旋即又想，這樣講出來豈不是在那麼多人面前跟老師頂嘴嗎？於是，我狠狠撂下：「是我說要換的！」言下之意就是這一切都是自己的過錯。男孩接著溫文有禮地說：「老師不要怪她，都怪我太吵，她才會這樣做。」眼角餘光見到老師瞧了男孩一眼，又盯著我半晌，眉宇之間緊縮。

當時不知道如何表達自己的想法和情緒，一回班上就趴在桌上痛哭失聲。幸得老師垂愛信任，深知我的性情，並未苛責，三年諄諄教誨，引導我表達真實的心思，不管是好的、不好的，都能夠被接受。

冰封的雕像

一直以來，肢體就極為不協調，體育表現更是其差無比。在知道狀況較為嚴重的選緘孩子是名符其實的「動彈不得」之後，我認為自己是幸運的，儘管肢體動作受到焦慮輕微影響，求學路上能夠如常參與體育課程，也能夠自己前去如廁，一想到有一群孩子被焦慮剝奪了平凡美好的童年，我便感到哀傷。國中、高中大大小小的活動，舉凡健康操、舞蹈比賽、晚會表演等，舞蹈是不可或缺的青春回憶，也是我的焦慮來源。高二公民訓練前，班上如火如荼地針對晚會舞蹈表演積極練習，班上每一位同學隨著音樂認真舞動身軀，只有我站在一旁杵著動也不動。將一切看在眼裡的導師並沒有責備我，也不允許我逃避這件該做的事情，只是讓怒髮衝冠的我自己好好思考。直到深夜，心冷靜下來、想明白了，便忍不住嚎啕大哭，雖然哭泣使得疼痛從心臟蔓延至氣管、腳踝，思緒卻清晰明朗起來，也在隔天正式表演時，盡己所能地完成。

「我躺在床上很久很久都睡不著，還是想盡一切辦法逃避，如果是以前，我的腳早就被我折斷或者手又再次遭到割傷的魚池之殃，但這次我對這樣的想法感到想吐也不能理解之前的自己為何自虐？原來這一年多以來，我已經一點一滴累積成長，只是幅度不大，連自己都感覺不到而已。也許很多很多時候，恐懼不是恐懼，而是還沒準備好成長的藉口。」活動結束後，我在週記中寫下這段心路歷程。

大二下學期，是憂鬱症最為肆虐的時候，認知功能急轉直下，說話變得更加困難，有時候會聽不懂白話到極致的話語，有時候別人或自己才說完一句話馬上就忘記了，種種障礙，使得一段對話難如登天。撇除話語不提，學校的學習是一個又一個無法填補的坑，當時體育課選修瑜伽，課堂中每每躲在最後一排，勉勉強強能夠跟隨老師、同學練習，到了期中、期末考試，儘管在家多次演練後，可以獨自完成考試動作，卻由於焦慮席捲而來無法在老師面前完成測驗，當我鼓起勇氣私下告知老師自己的困難時，一開口就淚流不止。我思考過不少替代方案，包括後來老師詢問我的方法，不僅在同學面前我做不到，就連在家由妹妹幫我將過程錄影，我依然腦筋一片空白，只要感覺到注視的目光，不管是雙眼或鏡頭，身體就像一座石像，動彈不得。最終，老師和心理師確認商量後，我的評量方式便改以書面報告代替。Ayaha曾經告訴我，在課堂活動中換坐位時，其他同學都已經移動到新位置了，她卻需要花費好長一段時間才能起身、挪步，我很難想像那個過程是多麼煎熬。

第一次跟大學導師見面時，老師雖然事前知道我說話有困難，不過他並不曉得一旦過度焦慮，我連動也沒辦法。下課後，老師帶我從教室移動到研究室瞭解我的狀況，途中他手放在我的後背包上和我邊走邊聊（當然我只是點頭搖頭），到了研究室談話時（我手寫），他也是極盡溫柔，就像哄自己的女兒一樣。後來，他希望我開口，刻意詢問我的名字，我就是說不出口，想著老師明知故問的意圖，剛開始是對於說話焦慮，後來越來越害怕，壓力很大，說或不說都很奇怪，恐懼逼落我的淚珠。他讓我指一指研究室裡人像的額頭，讓我指自己的額頭，讓我拿面紙拭淚，我都無法照辦，就像被冰凍住了一般。趁著他的孩子打電話給他，我悄悄地將椅子滑遠，身體開始防衛，儘管我知道他是好人，可是我還是哭了。後來，有一次導聚，在老師辦公室吃午飯，老師也關心一下我們的生活，只有一位跟我挺要好的同學一同在場，老師讓我試著在牆上的小白板寫字筆談，不要用筆電打字，告訴我那樣比較接近和別人面對面交流，然而，站起來書寫這個動作，我感到極其彆扭，打字和寫字差很多，面對牆面上的小白板跟面對筆電螢幕亦是天差地遠，我望著小白板老半天，還是站不起來，就像被固定在椅子上一般。對於老師的用心，我感到很抱歉。

孤雁

猶然清晰的記憶中，高一時擔任小組長的自己簡直是古時候獨攬大權、獨斷專行的昏君，那時候的班導亦是班上的數學老師，課堂經常部分使用翻轉教學，用以訓練我們的口條，培育我們未來高三申請入學面試所需的表達能力。老師選的小組長便是班上前七名的同學，我是其中之一。每組同學由小組長協議，安排同一行座位前後順序，儘管其他組別一樣有組員爭奪某些位置的情況，其他組長依然能夠完成這個小任務，我卻總是奢望能夠滿足每一位組員的意願，有一回左右為難之下就在午休時間躲在廁所裡啜泣，後來，老師應我的建議，將每組一排座位改為同組組員相鄰，糾紛就少了許多。

在他人眼中完美主義的我（自己其實覺得有時候粗枝大葉），把同學們的常態視為消極態度，不願把自我要求降低，只是自我鞭策，原先的小組分工作業、翻轉小報告，皆事先強迫自己學會、完成，自己繃得很緊，彷彿岌岌可危的弦。明明清楚如此一來自己的難以負荷，卻又放不下。老師時常語重心長：「領導，不是獨善其身，而是有能力讓成員各得其所，使得團體發揮最大效益。」何嘗不是如此呢？又有誰願意承受高處寒風凜冽呢？但是，我力所能及的至多只有獨善其身。與人相處，對我而言，從來不是一件自在、平凡的事情。

高二有次老師公布小組長人選之際，猶疑一會兒，我直接向老師提出不續任的請求，當下老師的表情有些錯愕，旋即恢復鎮定，隨即當允、沒有多餘的言辭，全然地信任及尊重我的選擇。我明白自己身在其位，無法公平地對待每一個人的需求，也意識到自己需要更多時間自我成長，才能有朝一日躋身一位真正的領導者。表現得像是控制狂的我，只是過於妄自菲薄，擔憂自己做不好，因此不相信自己，也無法一心一意地信任、仰賴我的組員。

此後，我再也沒有經手過直接領導他人的職務，更多的是學習如何成為一位被領導者，不過，退一步非但沒有海闊天空，我依舊是個極其失敗的被領導者。尤其是大學後，幾乎每一門課都有團體報告、團體討論等小組活動，每增加一門課便多出了好幾位組員，在我的世界裡，這句話無異於「我又認識了一群令我感到愧疚的人」——沒辦法交談的人；素未謀面卻立即有求於他們的人；需要協助、代替我完成部分小組作業的人。我感覺自己就是個拖油瓶，雖然沒有同學譴責過我的無能為力，或許，他們眼裡還是閃爍著疑惑、困擾與不甘。

不論身為領導者或者被領導者，我好像是注定孤獨的那個人。我似離群雁。

選擇困難症

身邊熟悉的人都能發覺，我最常說的一句話便是：「不知道。」也許連完整的句子都不是，卻是我唯一有把握能在不過度焦慮的情況下說出口的三個字。每次與Amy（我的國中三年同班同學，大學同校）外出點餐時，就算只是小小店家、沒幾樣菜餚，我依然可以盯著菜單猶豫許久、遲遲無法下決定。每次看診、諮商，醫師和心理師詢問我近況或想法，明明是很簡單的問題，甚至是幾乎每次都會問的事情、只關乎二選一的是非題，我都需要相較他人多一段時間思考，卻也只是吐出「不知道」的結論。媽媽煮飯時問我想吃什麼、出門時問我想買什麼，我總是說「不知道」，常常令媽媽感到無奈，以往尚未知曉、理解我的選擇性緘默症與情緒困擾時，媽媽也曾幾次被我惹惱。

大一升大二時，在療養院做過幾回心理治療，臨床心理師使用大多數時間和我討論說話困難的這個議題，那時候我才稍微理解焦慮的背後是什麼樣的思緒及顧慮。心理師比喻與我工作的感受，就像是挖掘隧道一般，舉目所見是洞窟裡的一片漆黑，卻不知道外面的山峰是什麼樣的風景。「好像有意識、無意識地在篩選訊息，侷限在一個圓圈中，隔離太多的感受，以此保護自己。」心理師描述這樣的我。

他說得對。有意識的部分，我一直很害怕失控，寧可以過度理性替代過度感性；無意識的部分，每當別人給予一個開放式問題，就不知不覺地剔除所有可能文不對題的念頭，竹籃打水一場空，說不出個所以然。因為很少表達，所以表達是一件不習慣有困難的事情，有些詞彙好像只能出現在文字不能出現在聲音，好像已經習慣不說話的自己，不說話也會焦急緊張，可是說話會更緊張。會擔心說了會造成別人的困擾，畢竟要適當地回應不是一件容易的事情，他還要想辦法回應我，如果想不出來也只能沉默，如果沒想直接吐出來，有可能是很殘忍的答案。不知道怎麼說話才是對的，說話這門藝術沒學會，小時候話語便特別尖酸銳利，像一把刀一樣無忌地揮舞刺擊，像弓箭一樣直逼紅心，又有些時候，或許是自卑久了，話語一多便狂妄自大了。「有些事情還是得要自己處理，再者，有時候也沒必要跟別人說，何必將負面情緒渲染給其他人，徒增他人困擾？」我說。印象中，沒有人對我說過這段話，這樣的感覺卻層出不窮。

「晤談時也是如此感受嗎？」心理師詢問道。我搖搖頭，說不出哪裡不同。後來想想，在諮商室、診間，不說話才會給心理師、醫師造成麻煩吧？我知道必須得說話，可是有時候就是怎麼樣也吐不出隻字片語，有時候是對於詞語使用感到羞恥；有時候不習慣談論自己；有時候會被背景知識綁手綁腳，不願成為所謂「低功能」的個案。小心翼翼的包裝之下，是粗枝大葉可能釀禍的擔憂與焦慮。

在抽象的問題背後，我總覺得有許許多多的意涵，又太苛求準確的答案，讓說話變得更加困難，這大概也是我總說「不知道」的原因，以此避免釀禍。心理師在提問以後的舉例和選項，讓語意理解變得具體與容易不少，一個一個核對，讓我更清楚自己的想法和感受。在這樣的探索，挖掘自己的內在世界，更深刻地認識真實的自己，也許在未來的日子裡，我可以自信地說出自己的看法，而非以「不知道」武裝自己。

手機這個裝飾品

科技日新月異，智慧型手機的出現與發展，多了許多傳統手機所沒有的功能，然而，以「電話」的本質而言，最主要的功能是便於聯繫、溝通，無論如何，這是不變的。

何其有幸，生逢其時，當成長到了需要手機的年紀，恰巧是智慧型手機大量普及化之際，否則，手機可真成了我的累贅。比起通話，我更偏好通訊軟體的傳訊功能，文字是我最自在、最得心應手的交流方式。我是害怕說話的，儘管透過話筒能夠減緩面對面溝通的焦慮，對我而言，對著一個機器說話（機器後面還有一個人），仍然艱難。因此，我很少接聽電話，任憑來電鈴聲叫啞了嗓，而主動打電話更不在我的選項之內。雖然感到愧疚與抱歉，連外婆的電話我也不敢接，另一方面，在外求學的我每天用文字向家人報平安、分享生活瑣事，可是，當媽媽要求通話，我十之八九仍然拒絕。媽媽對此感到困惑，在家裡時，我就和一般人無異；在學校時，卻連最親密的家人都不願通話。我想，以至親家人、師長與摯友而言，面對面溝通比通話容易，能夠以非語言的表情、動作表達；以多數人而言，通話比面對面溝通稍微不那麼困難一點，可以避免注視的目光和任何不必要的壓力。

記得某個高二的夜晚，有事情打電話給亦師亦友的導師，他稍後才回撥給我，毫無心理準備的我緊張地不敢接聽，他撥了兩、三回，我也掛斷兩、三回電話。隔天到校，他笑鬧道：「真是越來越『大牌』了！若是換做其他老師，你早就被記過好幾回了！」那時候的我們，都尚未知曉選緘，老師卻能給予這般地理解與涵容，也許，最珍稀、美好的寬容及關愛，並不在於疾患的保護傘底下，而是在任何情況之下，都在乎你，任何面貌的你。

大學後，「電話恐懼症」持續影響著我，需要電話聯繫的時刻也不斷增加。大一上學期週末返家，為了聯繫訪談機構，我焦急地在房間裡來回踱步，心臟噗通噗通地狂跳，每一次呼吸都需要多一絲力氣與勇氣，最終，是和我相差一歲半的妹妹協助我完成這項不可能的任務。在一次次與內心拉扯的過程裡，我試著讓手機不只是裝飾品而已，接聽室友的來電、傳遞語音訊息給Ayaha、打電話給將我視如己出的國中老師談天、門診預約掛號、詢問店員產品性能，仍然緊張、依舊焦慮，卻能夠做到更多更多以往做不到的事情。

青春風暴

如果放任選緘發展而無治療的話，它可能會在孩子的生命中產生負面結果，不幸的是，選緘還可能為學業、社交、情緒的反撲鋪路。例如：

- 焦慮惡化
- 憂鬱症和其他焦慮疾患
- 社交孤立與退縮
- 低自尊、低自信
- 拒學、學業表現差、輟學
- 學業、職業低成就
- 濫用藥物或酒精
- 自殺意念或自殺

（資訊來源：SMart center[2]）

親自走過一遭，深知以上資訊並非誇大其詞。根據DSM-5（精神疾病診斷與統計手冊），選擇性緘默症最常與其他焦慮疾患共病，其中又以社交焦慮症為主，分離焦慮症、特定對象畏懼症次之。另外，對立反抗行為、溝通障礙也可能出現在某些選緘

2　SMartCenter: Why is it so important to have my child diagnosed when he/she is so young? (https://selectivemutismcenter.org/whatisselectivemutism)

孩子身上。Wong,P.[3]也曾在文獻回顧中指出：選擇性緘默症和遺尿症、強迫症、憂鬱症、發展遲緩及亞斯伯格症等共病。儘管這方面的客觀資訊仍有待進一步的研究，但是無疑為我們敲響警鐘，選緘這個沉寂的存在並不容小覷。

有些人認為我的情緒困擾起因於選擇性緘默症，雖然我並不認為那會是唯一或者是主要的因素，不可否認的是，它的存在的確造成不便及壓力，情緒困擾也可能隨之而來。而情緒困擾並不僅僅帶給我心理上的不適，生理的症狀相伴而生。自從國二以來，情緒猶如不定時炸彈一樣深埋於心，幾年間起起落落，直至大一診斷為憂鬱症（伴隨其他疾患症狀），暫且不論疾病，多少大小風暴襲捲青春歲月。

國小、國中及高中的時候，都有段特別社交退縮的日子，整天鬱鬱寡歡、愁眉苦臉，因說話困難而失落，因哀傷而寡言，如此惡性循環。十四歲應該是第一次輕鬱發作，每天懶洋洋的趴在桌上，不太理睬師長、同學，沒胃口吃東西，想法也較為消極，小小年紀，卻像是「為賦新詞強說愁」。生死不如的我克制不住傷害自己的衝動，但是，我真的很想、很想好好活著，我知道自己需要幫助，卻說不出來、不知道怎麼表達。

大二時，緘默越加固著，有更多情境無法言語，焦慮程度甚囂塵上，有時候就連親近的同學亦沒辦法開口，有時候和心理師在諮商室晤談，也會焦慮到呼吸急促、喘

3 Wong, P. (2010).Selective mutism: a review of etiology, comorbidities, and treatment. Psychiatry (Edgmont), 7(3), 23

不過氣、腦部發嘛，有點類似恐慌發作。另一方面，躁鬱症取代原先診斷的憂鬱症，躁鬱症躁期與選緘交互作用奇特的結果：對完全緘默的人依然緘默；對部分緘默的人能多說一些：對親近的人滔滔不絕。原先誤以為躁期能讓我欣喜亢奮、改善選緘，這樣一箭雙雕的事，何樂而不為呢？我倒寧願如此，不是嗎？後來，事後，驚覺自己在躁期那段時間特別衝動，說了不少傷人的話語，懊悔莫及。

我能說的也僅僅是我的故事，和選緘未必有直接關連性，但是選緘與各種因素交互作用顯現於我的外在行為，它的影響性也必然不可以忽略，就當作參考吧。

升學那件小事

基測（現在制度為會考）、學測，是莘莘學子人生中最早遇見的重要考試，每當舉行這兩項考試，總能見到學子挑燈夜戰、奮發圖強，陪考的家長亦是鄭重其事、嚴陣以待，就連報紙、新聞都大篇幅刊載，可見升學在大家心目中擁有舉足輕重的地位。這樣的事情怎麼能說是小事呢？

二〇一七年會考，患有選擇性緘默症的小皮在原學校的特殊試場應考，得以免於僵硬、窒息等狀況，創下全國首例。以往，多數選緘者皆勉強以普通生身份應試，固然能夠完成作答，焦慮卻大幅影響表現。猶然記得學測當天早晨，約莫是自己已經習慣焦慮、不安的常態性，我並不覺得特別緊張，然而，身體卻很誠實，臉色蒼白得像張紙，暈眩感強烈得彷彿隨時會仰臥在地，陪考的每一位任課老師看見我都是同一句話：「你還好嗎？」我別無選擇，倔強地進入考場應試，該堂考試科目的國文是我最有把握的科目，卻由於身體狀況難以全心投入，考試結果不如預期。

以學測申請入學的學生比例過半，是高中生進入大專院校知識殿堂的主要管道，亦是多數人生命中第一次正式面試，自我行銷對於口語表達困難的我更是難如登天。需要延長戰線的指考也不會是我的選擇，背水一戰的負擔會造成焦慮程度指數成長。隨著學測腳步的接近，我越來越明白，繁星計畫是自己唯一的道路，退無可退，現在回首再看，兩年半為此所承受的壓力甚是沉重，卻也感恩自己的幸運，如果沒有這個制度，如果在校成績、學測成績沒有一定的水平，上大學恐怕永遠只是天方夜譚、遙不可及的夢想。

升學從來不是小事，但是，從另一個層面來說，根本微不足道。在升學這件小事的背後，敘說的是一個又一個活生生的故事，意味著透過自身的努力選擇自己喜歡的生活；體驗著對於自身生命的掌握感；闡釋著仁愛灌溉著每一位對世界感到好奇的孩子，這些，才是真正的大事。而我深深相信，即使是簡單的制度微調、特殊措施，都有超乎想像的力量，請給予特殊需求的人們一點機會，發覺自己也能做到的欣喜是火苗，感受到環境的友善是炭，可以點燃暗夜中的希望之光。

沒有盔甲的士兵

我在想……，選緘的孩子面臨危險時，該怎麼辦呢？

之前聽聞有選緘的孩子在校骨折，隱忍到放學回家，才讓家長知曉。當時十分不解，是什麼樣的焦慮與懼怕遠遠超過骨折的劇痛呢？我們從小被教育的危機因應策略，不外乎「大聲呼喊、急速逃離」，可是，焦慮時無法言語、無法移動的選緘者該如何是好呢？

以前，我自己也不曾留心，直到有次住院，我的情況不太好，護理師欲施以針劑，幫助我冷靜情緒，我卻不願意配合，怕我激動掙扎，他們幾位有的按壓住我的身體，有的拉下領口、露出手臂注射，我卻不曾叫喊，甚至幾乎沒有動彈。那時候我才比較明白，當選緘的孩子遭遇危險（例如：兒虐、霸凌、性侵、重傷等），焦慮異常致使語言及肢體故障，讓他們失去很大一部分自我保護的能力，假使我的遭遇並不是發生在醫療情境，放到一般生活中，無疑是侵犯、侵略性的行為，這群選緘的孩子該如何自處呢？

選緘的孩子經常有遇見霸凌的情形，儘管Ayaha與我皆得以倖免，但耳聞之例並非少數。他們生活在世界上，彷彿是沒有盔甲的士兵，誠惶誠恐、如臨深淵，每一步都是岌岌可危。我們該如何幫助他們學習以各種方式自保呢？我們該如何教育其他孩子、這個社會，縱使選緘者無法說「不」，並非因為他們願意苟同、忍受呢？其實，我們在心裡大聲呼喊：「我不要！我不喜歡！請不要這樣對待我！」很大聲、很大聲。

選課被選課

二〇一八・九・十二

親愛的Ayaha：

這幾天選課時我遭遇到重重麻煩。這是我第一次在每一門科目第一堂課就告訴老師們我的困難，關於選擇性緘默症。然而，實際情況和我預期的宛如天壤之別。雖然大多數師長告訴我，可以自行決定是否修課，卻同時告知種種口頭報告、課堂報告的必要性，令我十分懷疑自己是否能勝任這些課程。最不幸地是：我的學分竟然低於學校規定的下限。

「如果你不說話，你沒有辦法考教甄、當老師。」一位教育學程的老師在昨日課堂之後這樣跟我說。今天早上另一門通識課程，老師詢問我們「健康」的定義，每一位學生都發表了自己的意見或看法，只有我無法回應。「你聽得到我說話嗎？你聽得懂我在說什麼嗎？」那位老師對我說。

事後，我和一位身障的系上同學聊天。猶然清楚記得兩年前、一年級時，由於教室位置的不便，她被迫改成修另一位老師的課。她告訴我：「換個角度看，大家都會好過一點。」聽到她這麼說，我不知道該說些什麼，但是很欣賞、敬佩她的善良與開朗。我一直在思考：特殊教育的真諦是什麼？你有任何想法嗎？

當我提醒自己，有一位勇敢的日本女孩正在芬蘭求學，就比以前更有能量去解決自己所遭遇到的口語表達問題。我開始試著聚焦於「我可以做什麼」，而不是「我不能夠做什麼」。我相信我們都會越來越好、越來越進步的。

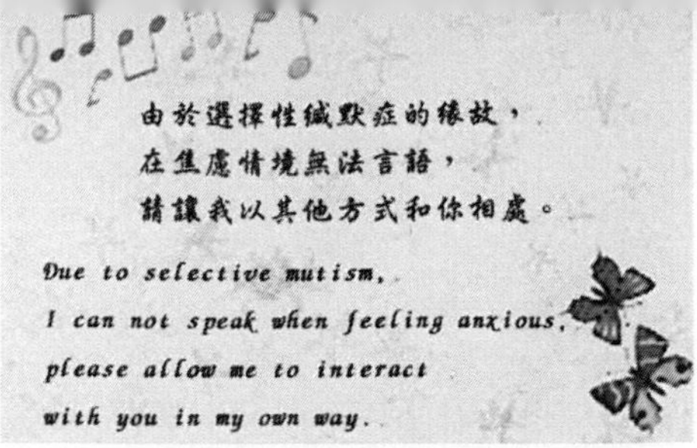
由於選擇性緘默症的緣故，
在焦慮情境無法言語，
請讓我以其他方式和你相處。
Due to selective mutism,
I can not speak when feeling anxious,
please allow me to interact
with you in my own way.

◀Rochelle製作的小卡片

（附上今天午後用電腦軟體製作的小卡片）

Best wishes,

Rochelle

二〇一八・九・十六

親愛的Rochelle：

這些日子以來，對於你的老師們的態度，我感到震驚、難以置信。我相信說話只是一種溝通的方式，而你有自己和他人互動的辦法，所以，我無法理解為什麼他們聚焦於說話這件事情，還要求你用和其他同學一樣的方法完成作業。我真誠希望你能找到順利度過這學期的方式。

Best wishes,

Ayaha

二〇一八・九・十九

親愛的Ayaha：

星期天，我接收到老師的email回信了。他們拒絕了我調整評分方式以及課堂參與方式的請求。當時，我只覺得有點心灰意冷，因為在那之前，我已經哭了整整一天，淚痕早已風乾。

那是一門兩位老師共同教授的課程。其中一位老師跟我說，如果我無法進行課堂上的口語報告和活動，被當掉的可能性很大，要求我以退選處理。另一位老師對我友善許多，他說他同意說話不是唯一的溝通管道，卻是最直接的方式，他將會依據臉部表情、語調和身體姿勢等加以評分。「希望你考量自己的狀況與課堂要求，做出自己的決定。」他告訴我。

就像你在訊息裡提及的，我也會擔憂若是堅持修習那門課，自己會在過程中遭遇更大的傷害，所以，我最終取消原先的選課。我不確定自己經歷的這件事情是否合法。一開始，我認為自己就是自作自受、咎由自取而已，誰叫我不能說話！可是，我確確實實收穫一堂珍貴的學習課。雖然選擇性緘默症限制了我經驗到的世界，我卻不應該自我侷限。我唯一能做的就是積極主動地追求自己所需要、所想要的，因為如果我不努力爭取，沒有人可以幫助我。或許，我的選課最終還是遭到老師拒收，但是我捫心自問已然盡己所能，那麼，就無愧於心了。

Regards,

Rochelle

英文有句諺語是這樣說的：「誠實為上策。」在開學一週後，我發現自己對於這句話的信念徹底坍塌殆盡。我天真地以為真誠是打動人心的良方，不隱瞞可以早點讓老師明白我的狀況，給予調整性的方案和協助，對彼此都是好事。對我來說，最重要的還是在這個協商的過程帶著自己去經驗一切，幫自己創造更多勇氣、堅毅與善良成就的美好。然而，事情沒有我想像的那樣單純順遂。沒有人會要求視障朋友欣賞百花斑斕；沒有人會告訴不良於行者穿上球鞋就能健步如飛；沒有人會打碎一位失聰孩子的音樂夢。但是，很多人要我享受說話的喜悅；很多人跟我說拿麥克風讓我完成口頭報告；很多人告訴我不說話不能當心理師、當老師。當我用盡一切辦法，該問的、該寫信的、該協調的，全部都做了，終得協議未果、努力告吹之際，一個驚世駭俗、毛骨悚然的念頭嚇壞了我：挫敗感讓我想割開自己的喉嚨和聲帶！

Ayaha建議我繳交醫療證明至相關單位，由學校單位知會授課老師調整授課方式，她之前在日本唸書時、現在於芬蘭交換學生時，都是這樣做的。我在想，就我所遇見的事件而言，癥結點不在於診斷證明書，反倒像是整個大環境的議題，如果Ayaha的處遇在國外理所當然，如果我和班上身障同學的遭遇在台灣並不少見，那麼，台灣的教育與社會氛圍，有沒有可能和世界脫軌了呢？

長久以來，我都在思考一個問題：特殊需求學生選課時，應該選擇自己喜歡的課程，還是自己能夠應付的課程呢？撇除所有學生評量方式的公平性問題，依然是值得深思的議題。為什麼不能以自己的方式參與課堂？但另一方面，就算在學校的保護傘下能獲得師長的寬容，在職場上是否能發揮與同儕相等的能力或者獲得和校園中同等的寬容呢？

但願，世上每一位有特殊需要的人們，都能夠被溫柔以待。

上課抽問這檔事

二〇一八・五・二

親愛的Ayaha：

今天早上一堂外系課程中，老師提出許多問題，要我們述說自己的看法。多數同學並非系上學生，我也從來沒有跟他們交談過。當老師點我回答時，我直吞口水，怎麼樣也無法說出話來，唯一能做的就是無助地望著老師，最後還是由一位系上同學Yeow委婉地告訴老師：我需要一些時間。過了一會兒，老師再給我一次機會回應另一道題目，「這個問題很簡單啊。」儘管老師這麼說，我仍舊保持沉默。

Sincerely,

Rochelle

二〇一八・五・三

親愛的Rochelle：

我曾數次遭遇類似狀況，所以我能理解那刻的艱辛——所有人都盯著我瞧，老師滿臉疑惑不解，而我必須和靜默抵抗。那些實在太嚇人了，不是嗎？

就我而言，系辦將我的疾患知會每位老師，所以他們事先就知道我的情況。但是有時候，他們不理解我的緘默，並且要求我大聲朗讀課文、回答問題等。那些時候，我無法言語，老師便抽問其他同學代替我。在苦苦掙扎後，我寫信給老師、跟他們談談自己的難處，通常這會有效。何不試著寫信給老師呢？

Regards,

Ayaha

多數時候，我會採用「事先寫信給任課老師」這個方式避免上課抽問造成老師和我彼此尷尬，就像Ayaha說的一樣，可是，大學校園中，課程運作模式相去甚遠，有些跟高中以前相同，由一位老師全權負責一門課，有些課程卻是好幾位老師共同授課，甚至每週講授的老師都不一樣，實在無法一一寄信，他們似乎沒有為了一堂課認得學生的必要，也或許他們根本沒有打算抽點，某些情況下，這個做法是行不通、不管用，甚至是突兀的。

關於抽問，還是有些很美妙的正向經驗。大二上學期，週五早上是黃老師的心理測驗課程，課堂中，為了設定電腦亂數抽籤，老師點了五位同學選擇幾個數字，天真的我覺得興味盎然，炯炯有神地看著。當老師忽然請我從一到五選號，我們兩個同時意識到什麼似地愣了一下，隨即，老師告訴我可以用手勢回答。這段簡單的互動讓我又驚又喜、情溢於言表，原來，雖然我不能在課堂上說話，可是老師還是給予關注，也願意協助我用自在的方式參與課堂，非但沒有帶給我壓迫感，還讓我感覺到「自己也可以做到」的成就感，老師的善良溫暖感動了我。還有一次上課點名，老師讓全班同學一一喊「有」回應，以便快速確認同學出席狀況，當我依然沉浸在無法出聲應答的焦慮汪洋之中，老師唸到了我的名字，同時體貼地抬起頭與只能微微舉手的我迅速交換了眼神，不動聲色地幫助了我，那刻何其短暫，卻長存於心。儘管和心測老師的交集不多，他卻是我第一位遇見真正理解我的需要的授課老師，一位默默付出的良師。

後來，在身心障礙生涯諮商的章節學到person-in-environment的觀點，才留心到這個特別的名詞。其實，這並不是第一次學到這個名詞，但是，以往學習時，只是認為理所當然：人在適合的環境中，能發揮最大的潛能。然而，這次卻是被它所震撼，畢竟，外界和自己都是使用「克服」、「戰勝」等字眼，這似乎意味著我們先入為主地將自己的某些特質視為「不好的」。然而，有沒有可能覓得屬於自己的那片天空？就算不能成為雄壯威武的獵鷹，依然可以盡情享受翱翔天際的怡然自得。

就像上課抽問這檔事，當心測老師提供了足夠涵容的環境時，以往讓我苦不堪言的情境，也能變成帶我飛翔的翅膀。

工作坊相遇

二〇一八年三月，我們相約前往香港參與選緘工作坊，短短兩天，我們一起經歷了許許多多，雖然我們是第一次見面，卻彷彿相識多年般親暱。離開香港前一晚，我們一同享受港式茶點、乘船夜景之後，搭乘地鐵返回旅館途中，意識到這是本次旅行中相處的最後一段時光，我不禁低頭含淚，再一次抬頭時，Ayaha早已淚流滿面，我只是微微拉起嘴角，拍拍她的背，不願帶給她更多的感傷，此時此刻，我們什麼也不必說，彼此心照不宣。當我們最後一次在旅館電梯分別，我知道電梯門闔上之際，Ayaha的眼角必定掉落一顆又一顆珍珠，因為那刻對我而言，就像生離死別。我們是彼此世界中唯一的同伴。

回憶起朝夕相處的兩天裡，從一開始表情僵硬、相對無言地交換見面禮，漸漸藉由筆談、手機程式交流，一個會心的微笑讓一切盡在不言中，我們牽手前行、同框自拍、同床而眠，共享無數歡笑與淚水，甚至，兩位羞答答的女孩，能夠在陌生的城市獨立搭乘地鐵和家人會合，可以於廣東話、英文充斥的異國他鄉點餐、詢問接駁車時刻表及諮詢講師，最後一晚，我們促膝長談至深夜方休，若非隔天還得早起，恐怕有訴說不盡的話語，那是第一次，我們對於說話如此殷切，彷彿共剪西窗燭的溫暖。

Ayaha的日記

二〇一八・三・十一

我和可愛的台灣女孩Rochelle一起去到香港參加Ruth Perednik的兩日選擇性緘默症工作坊，每天長達七個多小時，我們受益匪淺、滿載而歸。

一開始，我們只能相視而笑，但是我們慢慢發展出林林總總的溝通方式——含括筆談、打字、握手、微笑、流淚及說話，以許多不錯的途徑與彼此互動。經過一天的課程後，晚上我們就在我的房間聊天。隔天一大早，我到維多利亞公園走走看看，然後和Rochelle參加工作坊第二日的課程。在上課之前，我們和講師有所互動，以筆談聊天，她溫暖地歡迎我們，對此我感到開心，也許我們能夠一步一步往前邁進。工作坊結束之後，我們和Rochelle的阿姨、表哥共進晚餐，也一起在船上欣賞夜景，他們對我很和善，一路上我與Rochelle牽手前行，共度一段非凡的時光。

當我們搭乘地鐵返回旅館時，我悲從中來，因為這是此趟旅程和Rochelle相處的最後一段時間，捨不得跟她說再見。然而，我們分開回到各自房間後，我收到Rochelle的訊息，我們決定一起在我的房間睡覺，也忍不住暢談至深夜。

Rochelle，謝謝你邀請我一同參加工作坊，和你相處的兩天非常幸福。我們所說的每一個字都是珍貴的。你是第一位可以和我分享每一個字誕生過程的人，當我們嘗試說些什麼，便共享了說話過程的焦慮、恐懼、沉默、悸動、感動、快樂、熱切。儘管我們一個在台灣，一個在日本，海洋阻隔、分隔兩地，我們依然可以合作、交流經驗，藉由我們自己美麗的語言，宛若彼此就在身邊。我的醫師認為與Rochelle的第一次會面和友誼，開啟了我嶄新的里程碑。

我會盡快到台灣拜訪你的♥。我們永遠在一起。

我也想念你

二〇一八・三・二十八

親愛的Ayaha：

自從香港之行之後，我們分道揚鑣、天各一方，我一直都很想念你。當我與心理師分享我們的奇遇，不禁淚眼婆娑。心理師告訴我，她的心被我們的精彩故事所觸動——兩位小女孩創造了屬於他們的故事，他們一起勇敢面對曾經的恐懼、戰勝自己的難處，他們真真切切把某些東西帶回自己的生活中，或許是勇氣；或許是信心；或許是友誼。

與你相處的每一刻彌足珍貴，我會永遠銘記於心。期待很快迎來下一次與你見面之時。

Regards,

Rochelle

回到學校，感覺到自己又是一個人孤軍奮戰，我終究沒忍住兩行淚珠。關於接納與勇氣的傳說無可磨滅，攜帶著旅行時覓得的自信和彼此的祝福回到生活中，我們不再是孤單一人。

對於選緘並沒有特效藥，與Ayaha之間的情誼卻是溫潤的補藥，滋養著彼此的生命。經歷香港之行後，也許什麼都沒變，也許一切都不一樣了——某些時刻，我們依然無法言語，Ayaha遇見不能理解她狀況的護理師而無法完成眼科看診、由於母親的恨鐵不成鋼而受到二次傷害、朗誦課文時遭遇恐慌襲擊；我仍舊時常和醫師或心理師大眼瞪小眼、在尖峰時段的火車上感到喘不過氣、也曾因為焦慮啜泣而更改考試時間及地點，另一方面，教育體制與社會氛圍對於選緘這樣的障礙依然有某種程度上的不公平，但是，比起過去，我們更願意嘗試跨出第一步，挑戰自我、逆風飛翔，因為，對方是最堅實的後盾，一直都在。

「說話不是唯一的溝通方式。」我永遠忘不了心理師是這樣告訴我的，Ayaha出現在我的生命更是印證了這句話的真諦，相見永不恨晚。兩株含羞草正在雨後蒼穹之下伸展、綻放，拋卻陰霾、向陽而生。

【小筆記】

簡單分享我們在選擇性緘默症工作坊中所學到的一部分知識。

行為治療的兩個工具：

一、刺激漸褪法stimulus fading

二、系統減敏感法desensitisation

PART 1——悄悄融入法（刺激漸褪）

孩子維持聲音，環境改變（在場人士改變）

【實例】

Megan　　Madeline

（取自台灣選擇性緘默症協會翻譯影片）

【氣球的運用】

- 一邊傳球給下一位夥伴，一邊數數字（或說「噓」、模仿動物叫聲）
- 治療師不盯著孩子看
- 從聲音開始，再到字彙

- 治療師和一位朋友↓加入其他小孩↓老師再加入
- 當無法完成時，回到前一階段

PART 2——一次一小步（系統減敏感法）

- 建立步驟表，幫助案主逐漸接近說話目標
- 小步驟、每週漸進
- 錄音↓耳語↓說一個字……
- 範例：Dan的步驟表（取自*The Selective Mutism Treatment Guide*，一九五頁）

一、與治療師一同錄下「冷」、「熱」，並於學校治療室內播放

二、好友Dave加入，在治療室播放錄音

三、在治療室中和治療師及Dave播放錄音，然後玩中文耳語的遊戲，只向治療師耳語

四、同上，向治療師、Dan耳語，並於平版中玩Talking Tom這個遊戲

五、同上，說「冷」、「熱」，玩丟球，每個接球的人模仿一種動物叫聲

六、同上，改成從一數到二十，再從二十數回一，播放與治療師在家錄製的Puppet Pals

七、同上，數字改為一－一〇〇，並玩Guess Who的遊戲

八、同上，改為每人說一種顏色，邀請Josh參與

PART 3——介入方案：老師、家長、治療師共同合作

【老師】

- **與孩子建立溫暖的關係：**每一天撥一些時間，特定時間與空間。
- **不要因為選緘而將孩子排除在活動之外：**避免限制孩子進步、克服選緘；以手勢溝通優於手寫；將他們視為一般孩子；向其他孩子解釋；看見孩子的長處與難處。
- **降低孩子在學校的焦慮程度：**座位的安排；讓孩子明白不會被迫開口；教職員工應理解孩子的敏感及如何與之建立關係；留意是否有霸凌事件。
- **促進社交互動：**小組形式工作；坐在朋友附近；與朋友進行特殊計畫或報告。
- **相信孩子：**接納孩子；相信孩子的能力；給孩子一個角色、責任，為孩子增能。

【家長】

- 最瞭解孩子的最佳狀態
- 個管師
- 和孩子談論關於選緘的事情
- 邀請朋友到家裡玩、增進獨立

【治療師】

- 尊重孩子的舒適帶
- 簡短而頻繁的會談

- 減少焦慮程度的活動
- 考慮誘發及維持選緘的因素
- 獎勵
- 讓學校職員和家長參與治療
- 減敏感法、刺激漸褪、放鬆練習、認知行為治療

PART 4——在治療中運用手機應用程式Apps in therapy

三月的香港選緘工作坊裡，講師Ruth Perednik簡單介紹了一些可以運用在選緘兒童治療的apps，用意不外乎在遊戲過程幫助孩子多一些表達意願、提高音量，以及藉由社群軟體與錄音讓老師、同學、親友聽到孩子的聲音。

由於講師所列出的apps，並沒有完全找到，還是盡力搜尋類似的apps，整理後上傳於雲端，希望這些apps能夠幫助到選緘的小朋友。如果有推薦的apps，也歡迎提出、補充。

實用apps 分享連結

重逢

Ayaha計畫七月初來台與我相聚、同遊宜蘭，行前卻一波三折。六月底，病魔纏身，一度住院治療，儘管出院後情況好轉，家人卻不放心我獨自前往離家距離遙遠的東北。最後折衷更改行程，在我熟悉的城市與Ayaha一起旅行。

Ayaha的日記

二〇一八・七・十二

我前往台灣跟我可愛的朋友Rochelle相見，我們一起到彰化、南投及台南旅遊。前面兩天，Rochelle的媽媽和外婆溫暖地歡迎我到他們家作客，當我們移動到台南後，Rochelle美麗的朋友Amy總是和我們同行，我也和她一同度過一段美好的時光。我很高興能夠花好幾天時間與你待在一塊兒，Rochelle。

那是台灣行讓人難以忘懷的時刻。當我們拜訪奇美博物館、乘坐遊園車參觀時，我覺得七上八下、非常緊張，因為那位司機兼導覽員不斷向我們解說，但是她是一位非常和善、逗趣的女人，所以我漸漸放鬆下來，可以回應她了。

我感到十分疑惑，有時候我可以說話，其他時候卻又完全無法做到。我通常感覺自己在外沒辦法說話，所以即便有些時候我能在社交情境中說得很順利，我真得很害怕「我有時候可以跟其他人說話」這個事實。

可是，我確實很享受與那位導覽員的互動，也非常開心最後可以跟Amy好好談天。此外，當我看見Rochelle跟她的家人、朋友以及他人說話，我意識到：當我能夠說話時，享受說話是沒問題、可以的事情。我希望可以接受自己的模樣。

感謝你們，Rochelle、Amy、Rochelle的家人還有我在台灣遇見的人們。我非常想念你們。在不久的將來，我會再一次拜訪台灣。也請到日本或芬蘭玩！

謝謝♥！

住院那段時間，我與外界的通訊幾乎完全中斷，Ayaha費盡千辛萬苦透過Facebook找到我的阿姨，告訴阿姨：就算旅遊無法成行，她也會到醫院來探病。聽到媽媽轉述此情此景時，心裡不禁微微一顫，對於Ayaha的情深義重，讓人為之動容。此行，一如所有人所料，旅途中，我依然體弱，幸好前有媽媽隨行、後有Amy相伴，雖說深感遺憾，不至過於失了地主之誼。每一晚和Ayaha秉燭夜談，那刻擁有的是彼此的全部，也只能是彼此，就算身體微恙，我仍然享受與Ayaha談天說地，直至子夜。然而，我沒有預料到Ayaha能笑著與媽媽、外婆同桌用餐，還能跟Amy談天說笑、回應導覽員，這對她而言，是多麼難能可貴啊！

另一方面，藉由Ayaha的眼睛，我突然驚覺自己好像也不一樣了！縱然這趟旅程中，媽媽、Amy眷顧照拂，Ayaha和我對外所需使用的言語不多，然而，高鐵站那幕倒是刻骨銘心。由於那幾天颱風蓄勢待發，Ayaha決定提前幾個小時前往機場以便因應變卦，所以需要更改她事前訂購的高鐵票，不再繞到台北小遊片刻，直至桃園國際機場。Ayaha將事前書寫好的紙條遞給售票人員，售票員不一會兒便處理妥當，將修改過後的車票遞給Ayaha核對，Ayaha見車票上所印到達站是台北而非桃園，便手指紙條上的「桃園」二字示意，售票大哥哥隨即會意，試圖解釋，他雖然會說英文卻受限於簡短字詞，我也是聽了好一段時間才稍稍推測出大意，Ayaha更是聽不懂他的台式英文。原先，我只是站在一旁默默關心，乏力地不願多說一句，更多的是對於和陌生人說話瑟瑟退縮，待到此時，才忍不住出聲對售票哥哥說：「你可以再說一次嗎？」聽見我開口，「你會說中文喔！」大哥哥如釋重負，向我說明因為原先的車票是到台北，更改也要照辦，只需在桃園下車即可。我以英文講給Ayaha聽，終於完成手續。

Ayaha其實比我年長兩歲，可是我總是有一種錯覺，我們兩個同樣年紀，就像是一起長大的青梅竹馬一樣，這是一種很奇妙的感受，就算是跟相同歲數的同學、同儕待在一塊兒，也能感覺到長幼有序，那源自於或者別人多照顧我一些、或者我恰好能多替別人分擔一點，人與人相處很難是受與施一比一的，只要那個比例是雙方在心裡有默契的認可，關係就能維繫下去。但是，Ayaha和我的相處模式給我的感覺，是平等的、是相偎相依的，在這個世界裡，雖然我們都有選擇性緘默症；雖然我們分隔兩地；雖然我們都有許多的恐懼、並不完美，卻能夠相互倚靠的。這次Ayaha來台灣玩，比起在香港時，我好像又多了一分責任意識，台灣是我土生土長二十年的地方，不僅風土民情習以為常，中文、台語亦是我最熟悉的語言，理所當然安定許多，當

Ayaha無法言語之際，自然而然會期盼自己可以保護她，每每念及她的堅韌，我就會提醒自己也要勇敢一點，每當她在我身邊，我便覺得自己擁有更多力量。

距離香港選擇性緘默症工作坊，時隔四個月，我們都沒察覺自己的變化，卻在彼此眼中都成長了。重逢的喜悅，也是共同成長的喜悅。

後記

我們都有屬於自己的故事

動筆之前有許多擔憂，最初書寫時，也因此進度緩慢，躊躇逡巡。經過一年的停停走走，我還是下定決心要寫，甚至更加篤定志堅——我可以忍受這些困擾及不平等發生在自己身上，但是，若是讓更多選擇性緘默症的小朋友們（甚至青少年、成人）遭遇這些不友善，對我而言，忍無可忍。我不願意有那麼一群人遭逢自己和Ayaha曾經經歷的種種殘酷，而且默默承擔不為人知的苦痛。所以，我寫，我必須寫。

當我和系上一位才華橫溢的學姊聊起寫書出版時，我對她傾訴出內心的憂慮——我的選擇性緘默症好像不是那麼典型，一方面，我的歷任醫師們極少和我討論選擇性緘默症，也沒有特別針對此病症治療，另一方面，親密如父母，剛得知此事亦是矢口否認、半信半疑好長一段時間，我滿腹懷疑：我有資格以「選擇性緘默症患者」的身份書寫嗎？我的故事會不會造成大眾對於選擇性緘默症的誤解或既定印象呢？學姊告訴我，她出版第一本書之際，也曾經和系上老師談過，她覺得自己好像不是「典型的憂鬱症」，覺得自己沒有代表性，而且，會不會她根本沒有憂鬱症，都是她妄想自己罹病……，似乎寫不下去了。系上老師是這樣笑著回答學姊的：「那你何不把你這些煩惱（自我懷疑、自我辯證）寫下來呢？這也是其他患者可能遇到的問題啊！況且，從來沒有『典型』這回事，在課本上，不同疾病似乎壁壘分明，但是實務上，看到病人，就算是專業的醫師跟心理師，也不容易判斷是什麼疾患。『病名』只是醫療人員彼此溝通的工具而已。另外，醫師也會有『偏好』的診斷，所以，看不同醫師，有機會獲得不同病名。」說完這段心路歷程，學姊鼓勵道：「你就寫吧！真的是想到什麼就寫什麼。」後來，經過大大小小的事情，我不再苛求自己究竟是否達到診斷標準、自己是不是典型患者，畢竟，不論是誰，都只是廣大母群中的樣本之一，既然是樣本，就不會每個人一模一樣、毫無分別，重要的是：我們有類似的困難、共同的議題，但願你在看到我的故事時，能夠想起世界上有許許多多需要幫助的人，能夠相信有人願意幫你。

診斷出憂鬱症、選擇性緘默症過沒多久，曾經有一位學長叮囑我、勸說道：「在發病、精神狀況不佳時，如果看一些憂鬱症自傳式、小說式疾病書寫的書籍，卻沒有自覺，是挺危險的一件事。」他也讓我閱讀與系上另一位老師的討論內容，老師和學長抱持類似看法：「因為本身略有狀況的人，更容易投射自己的問題與情緒在這類書籍之上，好像找到一個出口，好像被人理解，但是其實有點危險。由於同類群體有相近經驗，所以更容易讓彼此身陷其中，卻不一定是事實。書寫本身就容易有『回憶的誤謬』，讀者若沒有弄清楚現況與人我之別，確實會出現同病相憐的狀態，認為別人都不瞭解我們。問題是——他們可能也一樣，自己沒有真正理解這個世界運作的模式，因此總在對抗，可是鮮少能知覺自己待給身邊的人的痛苦。我們試著去理解他們，仍要抱持覺察的心。人的經驗再類似，都不會是一樣的脈絡與情境。」儘管老師和學長的討論傾向憂鬱症、躁鬱症等疾患，這段話語卻猶如暮鼓晨鐘般深銘於心。在網路平台書寫時分享過對此的憂慮，有讀者告訴我不用刻意改變什麼，因為那就是他們喜歡的我及我的文字。我想，這就如同學姊告訴過我的：「個人經驗也有它的價值。」老師和學長應該不是全然否定疾病書寫的存在，卻道出大多數人都忽略的隱憂，發人深省、不容忽視。身為作者，希望善盡這份社會責任，在書寫親身經驗時，仍然附上這段警語。

對我來說，但願選擇性緘默症不是缺陷，而是上天給予的禮物，雖然有點酸楚苦澀，卻是帶給我們別人無從擁有的人生課題與生命經驗的寶物。每個人一路走來，都揣著鮮為人知的冷暖，我們都有屬於自己的故事，希望Ayaha與我的故事能帶給你一點點力量。

謝謝你，Ayaha。相遇，相知，相惜。

附錄

請聽他們說
——選緘者和他們身邊的人

◆晨心（Rochelle學姊、諮商輔導相關研究所學生）

與Rochelle的認識，是因為一封訊息，剛上大一的她向我請教心理學系大四畢業之後可以努力的方向。從她的文字之中，感受得到她對於自己的要求及準備，與我的個性頗為相像。在文字篇幅有限的狀況下，當時的我並沒有思考太多，只想著之後碰著面時再好好補充及深聊。

大學時期，總有直屬的傳統。幸運的是，我與Rochelle恰巧是同個「家」的，因此一同吃了家聚。我們家是個大家庭，單個年級就有四人左右，最一開始雖發現她在這樣聚會的場合中是寡言的，但想著「是初來乍到的大一生呀」，也就沒有別放在心上。

印象中，是到有次單獨聚會時，我才意識到在讓Rochelle緊繃或帶有壓力的狀況下，她要能透過口語表達是有難度的——這是我對於當時狀態的解讀，並沒有透過任何診斷、病症名稱去看待她。當我分享著自己在大學期間為了就讀心理諮商研究所所做的準備，雖然她不太說話，但從她的肢體、表情、眼神還是感覺得到她從一開始的緊張，漸漸地較為放鬆，甚至我可以發現對於哪些部分她是特別感興趣，或帶有疑惑的。不急著一下子把話說完，適時地緩下來、停下來與她核對，她也會願意以她所能做到的方式表達。

那時候的我只相信這樣的狀態其來有自，但實際上是什麼樣的原因，對她、對我來說都還是未知的。是再過了一陣子後，「選擇性緘默症」這個診斷名稱才出現在她的生命裡，也像是個解釋。

與其說我是認識了這個診斷，跟著去讀了相關的學術研究，所以知悉如何做可能是比較好的；就時間序上，或我個人主觀認定上，反而更覺得自己是因為認識了Rochelle，因為她而開始學習用適合我們彼此的方式互動、溝通，成為朋友。這與一般的人際交往別無二致，我們總是在互相認識、熟悉的過程中，慢慢調整，找到適合這段關係的步調，才能在彼此的生命裡佔有一定分量。

當然，在Rochelle的現實生活中必定有被這些病症所影響的部分，但之所以會這樣說，想要強調的是在診斷名稱之前，對我來說最重要的還是她這個人的模樣——體貼善良，在柔軟地對待他人時，對自己的表現則有一定的要求，很肯為自己所想要的付出努力、及早規劃，也很有想法與實踐力；最最難能可貴的，是堅毅無比的心——她有她的脆弱面在，我也能窺見那有多難熬，可她還是一次又一次地撐過來，做了些讓我也不禁讚嘆的事，像是選擇性緘默症相關文章的投稿、粉專經營、實體聚會，再到這本書的誕生。

「關係是最重要的。」在心理諮商領域中修行，這句話會反覆地出現。我想，無論對誰，或在哪段關係中都是這樣的。在我們希冀能有段好好說話、相互支持的關係之前，我們也得先學會傾聽對方的狀態及需要，不能只依憑對方身上的任何標籤或診斷而「認識」她／他，一段關係中真正需要的是看見眼前的她／他是個什麼樣的人。

◆悠竹（Rochelle系上同學）

按下回憶照相機裡最後一張底片的快門，靜靜等待著所有經歷過的事逆著回顧，從第一張開始顯影。

還記得對Rochelle最初的印象，是在大二心測課後時間，那時候教室前方播映著Rochelle所做的自我介紹影片，裏頭談到了她、一隻憂鬱黑狗和選擇性緘默症。那是我第一次接觸到「選擇性緘默症」這個陌生的名詞，從前也沒有聽聞過類似處境的人，於是帶著好奇的心把影片看到最後，眼睛卻莫名的泛起淚光。我思考著，如果換作是我面臨同樣的際遇，我會願意堅持努力下去嗎？如果是我，我會選擇用怎麼樣的心情來面對呢？

而真正和Rochelle有接觸的機會，是在大二上的一堂課中。那時候我們分在同一組，Rochelle坐在與我相隔兩個的位置上，正在用筆電記錄著老師上課所說的內容，後來當我們要進行小組討論的時候，我才發現到這對Rochelle來說，可能暫時不是那麼容易的一件事情！說來也是我反思過後，自己有點過意不去的地方，因為沒有辦法敏銳地感受與提供協助！不過這堂課的狀況也漸入佳境，我們一樣進行小組討論，而Rochelle會將她的想法打在筆電裏頭，再由我們轉述給小組的成員一同分享，讓我們可以激發更多不同火花。

回想起和Rochelle一起經歷過的許多課程，無論是系上的課，還是教育學程的課，每一次的上課，每一次的分組報告，都令我特別珍惜與謹慎，因為是這樣難得的機緣，使我們能夠在這個時刻相遇，去互動、去交流、去找到一個彼此都可以適應的相處模式。

過程中我都不斷思考著，我可以做些什麼？又或是有什麼樣的平衡可以達成呢？雖然我能夠做的不多，可能是上課幫忙錄音，或是協助處理上台報告的部分。但是我知道最重要的，是在和Rochelle互動的過程之中，營造一個安全舒適的對話空間，在其中慢慢地表達、盡量把事情描述完整、多次確認訊息的接收程度，因為溝通是雙向的，而哪怕彼此相視之後只是一抹淺淺的微笑，或是一個點頭，也許都是某一種心有靈犀吧！

也許現在的你，正在和選擇性緘默症相處著；也許現在的你，也和Rochelle一樣，每天多讓自己進步一點點；也許現在的你，正在用不同的方式，讓更多人有機會接觸與認識選擇性緘默症。而這一路走來的過程中，所遇到的無論是誤解、難過、沮喪、還是會心一笑的時刻，可以找一些習慣或是合適的方式讓自己記錄下來吧！在一段時間之後，如果再拿出來翻閱，可能會發現過往的點點滴滴，都是寂靜裏頭最真摯的對話。另外也要好好的謝謝自己，願意更靠近這個世界一點點，即使在表達的過程裡是需要很用力地說明或是解釋，但是只要多一個人理解了，就多了好多力量可以陪伴與支持更多選擇性緘默症的人，除此之外，也可以慢慢地增加對自己的寬容。

我知道，在未來的路上，還有更多機會可以用相機拍出更美麗的風景，但是比起過往我更加確定一件事情：在這個世界上生活的時候，帶著一雙敏銳的眼睛和一顆溫暖而不急切的心，將會發現更多更值得留住的細節，儘管只聽得見按下快門的聲音，但那些回憶在心頭將會是熱鬧而開懷的。

◆Zoey（三十二歲選緘者）

我是一個選緘者，人生中最早的記憶大約是從幼稚園時期開始，在學校是個不講話的沉默小孩，因父母工作的關係，在十六歲之前搬過十幾次家，讀過四個小學、兩個幼稚園，每到了新環境，總是靜靜地等著同學來找我互動，從來沒有主動過，小時候每次學期成績單上總是得到老師寫的「文靜乖巧」之類的評語，而我也總是努力做好自己的份內功課，好像就如同大人們眼中看到的，是一個害羞的乖小孩，有人來找我玩，我就微笑回應，也參與其中，但幾乎不怎麼說話，如果沒有人來找我，或許就大多時間都待在座位上，默默觀察其他的同學有什麼有趣的事，幸好大部分的小孩都很親切，所以我也沒有太多覺得自己有哪裡跟別人不一樣，至少在家人面前還是可以很放鬆地做自己。

成長過程

成長過程中，也遇到過需要為自己發聲的時候，卻無法說出話來，國高中時期因為太過安靜，就像是個被孤立的同學一樣，沒有屬於自己的團體，也被取過一些綽號，其中包含了「自閉兒」，每當在學校上課需要分組的時候，總是讓人害怕又尷尬，好像又要突顯出自己被落單的感覺，記得當時的願望總會希望自己能變成一個活潑外向的人，卻連開口找同學攀談，一句話都要在心中醞釀了好久，怕到全身都顫抖了起來，卻始終無法把話說出口，即便是一聲打招呼都不行，那種感覺就像站在懸崖邊，開口說話就像是要你跳下去般的恐懼，也因此高中時期輟學了好幾次，因為覺得上學實在是一件好痛苦又孤單的事。

輟學

在輟學期間，家裡的大人覺得我必須出去找打工，不能渾噩度日，在那幾年父母也離婚，家庭氣氛很不好，找打工對我來說就像是艱鉅的任務，必須踏出去跟陌生人交談，記得面試的時候，連要看著老闆的眼睛都好困難，講話都會跟著發抖起來，極度不自在，去外面買東西點餐或是需要遇到跟陌生人說話的時候，就膽怯得說話都變得非常小聲（隨著長大這些情況都慢慢有改善），直到二十五歲左右的時候，因為害怕說話的問題讓自己非常壓抑，甚至覺得憂鬱，也是從這個時候開始自己上網找，才得知了「社交焦慮症」，而這一年多來才認識了「選擇性緘默症」，從幼稚園開始直到終於知道自己為何害怕說話的原因為止，已經過了二十幾年。

職場

關於在職場中跟同事相處，先從找工作的經驗說起好了，對於選緘的我來說，在網路上投履歷之後，對方公司打電話來時，接起電話也需要一大勇氣，有時看著陌生的號碼在手機螢幕上顯示，就心頭一抽，恐懼冒上來……。有時甚至因此放棄了接起電話的念頭，直到鈴聲斷掉為止，感覺鬆了一口氣，卻也感到沮喪，當然也有鼓起勇氣接起電話的時候，當下盡量保持鎮靜地演出一個自然的自己，講好了面試的時間，掛斷電話後，又再度鬆了一口氣。目前的我已經出社會超過七年了，比起剛開始，連面試都會發抖無法自然看對方的眼睛，現在已經可以暫時強裝一個自然又ok的自己，直到面試結束。

不過，剛進入一個新的職場環境又是另一個考驗，從小對環境跟人很敏感的我，對於適應新的地方跟同事，一整天下來好像花盡了所有腦力一樣，身心俱疲。從頭幾天的刻意用一般的聲音說話，到聲音越來越小，然後被周遭的人認為很羞澀，接著長久下來又成為大家眼中害羞又話少的人了……。更難以跨越的是，當周遭的同事、上司們都認為你是一個不愛說話的人以後，要開口似乎變得更困難，更引人注意。

因為現在從事的工作不需要跟太多人溝通，所以把工作內容做好是沒有問題的，偶爾遇到工作上的問題必須開口處理的時候，也還能夠鼓起勇氣小聲表達，比較困難的是要展現自己內心的時候，像是跟同事打招呼，直呼對方的名字，或是攀談，如果要我主動開口幾乎很難做到，一樣是在心中醞釀了好久好久，話都在嘴邊了依然卡著說不出口，覺得好沮喪，然後一整天又過去了。

因為在日商工作的關係，又剛好是日文系畢業，曾經有過幾次機會可能被調去不一樣的部門工作，不過相對的是必須跟更多人應對，甚至還有需要上台主持辦活動當口譯之類的，對於有選緘的我來說，覺得好像關卡大跳級一樣，也因此放棄了一些機會。

目前在工作的場合，大多時間我還是保持著沉默，專心做好自己的事，有時遇到親切又熱情的同事跑來跟我聊天，我也會羞澀地微笑回應，努力擠出一些句子回覆，慢慢地一點點打開心胸，期望有一天能夠在各種場合都能自在勇敢地表達自己。即使害怕開口說話，至少加個微笑小聲表達，感覺能夠散發一點友善的氣息。目前進度：緩慢克服中。

治療

在治療方面，我曾經看過兩間身心科診所，也吃過抗焦慮與抗憂鬱的藥物，時間加起來大概有一年多吧，個人的小小經驗是，吃藥一段時間或許能改善一些憂鬱，讓自己走出常常以淚洗面的生活，但要克服不敢說話的情況，光是吃藥實在是很難，藥的副作用也讓人不舒服，總歸而言，還是得靠自己一步步去面對，把害怕慢慢克服

選緘在台灣

目前在台灣，感覺認識選擇性緘默症的人不多，連身心科的醫生都曾經跟我說過，選緘是兒童的疾病，甚至還有醫生反問我「到底在害怕什麼」，而我的家人也不認為這是什麼大問題，而從來不願意去理解，有時覺得這種不被聽懂的感覺真的超無助又孤單的！

今年加入了臉書的選擇性緘默症社團，發現原來有許多跟自己有一樣困擾的人，而有些緘默症小朋友的父母，都很用心在關心小孩的情況，陪伴他們去改善，實在覺得他們真的好幸福！

最後想說的是，其實選擇性緘默症的人並非不愛說話（至少我自己內心超多豐富小劇場的），如果在很熟的朋友面前一樣可以很活潑，很希望能夠自然地做自己，跟人聊天，開心地笑，自在地表達自己，也好希望能夠去關心別人，只是總卡在太焦慮害怕了，導致以上這些事情都變得好難做到，或許很多外人看來會覺得我們很害羞，或是話少難以親近，其實我們超渴望與人接觸的（至少我啦），有時遇到來對自己親切聊天的人，內心都會無比感動，好希望自己也能成為像這樣帶給人溫暖讓人發自內心微笑的人。

希望選擇性緘默症能早點被更多人認識了解，也希望一樣有選擇性緘默症的朋友們，雖然每天都要面對種種無助的狀況，或許不被了解，又難以啟齒跟人傾訴，但不管再怎麼樣都要好好愛自己，雖然很慢，一點點去面對的話，總會慢慢變好的。

◆Milly（二十歲選緘者）

我喜愛烘焙、疊杯、烹飪、踢踏舞、畫畫、和寫作。在外觀上我與一般人沒有不同。認識我的人或許覺得我安靜了點，或者是異常害羞而已。事實上，我患有「選擇性緘默症」。

常常被不知道的人問：「用講的不是很好嗎？為什麼還要寫字或打字？」某些場合裡有幾個人是可以說話的，但有一個卻從來沒有說過話，每當遇到這樣的場合總是令我非常尷尬。聽過我說話的人都知道我可以說話，但又有一個我無法對他開口的人在場，內心總是掙扎許久。若是場合中，有一個我很想交談的對象，有時我會先試著跟原本可以開口的人說話，這樣子那位沒聽過自己說話的人就知道我會說話了。但有時猶豫很久還是無法直接跟對方說話。你知道我會說話，我想跟你說話，但我不能直接跟你說話，對不起。

我不能說啊！我也不知道自己為什麼不能？我也不知道為什麼是對某些人不能？真的不是我選擇的。如果場合剛好都是不能對其說話也都不了解選緘的人，真的會讓我焦慮得想挖地洞躲起來。在那樣的情境下，對於所有人的問話及詭異的眼神，我僅能勉強露出一點尷尬的笑容。害怕焦慮到感覺身體不是自己的、無法移動、眼神無法接觸，只希望過一陣子，他們會覺得我只是害羞，自然就把我當隱形人。真希望他們趕快自己聊起來，不要注意到我，心裡總是這麼想。

但，如果讓對方知道自己有選緘，有時反而更難打破沉默。「他知道我有選緘，所以不覺得我會開口，如果開口的話會不會反應很大，會不會到處說，會不會……」心裡反覆糾結著。

家人不知道。學校不在乎，安安靜靜地過了國中三年。高中時幸運地遇到了貴人，也慢慢地、慢慢地，開始跟同學說幾句話。一天一天慢慢增加，甚至交到了很要好的朋友。

不知為何，即便可以跟同學說話，對老師或學校任何教職員工都特別難開口。高中慢慢地、慢慢地會跟老師說一兩句話。或許還是很少，且多數場合還是無法做到。上課還是無法回答問題、報告還是無法上台，即便小聲地說了一兩句話，眼神從來都不敢直視。看天、看地、看左、看右、看遠方，就是無法眼神交流。我真的不會眼神交流。為什麼眼神交流好像是大家理所當然的事呢？可是我不會啊。我真的沒辦法。不是不喜歡，不是不在乎，不是心不在焉。真的很認真在聽，也很認真在說話，可是說話再加上眼神交流真的太多、太多了。

如果我還沒跟你說過話，請再給我一點時間。或許，或許，有一天我們就能聊天，就可以讓你認識真正的我。希望是這樣子的。如果，你知道我有選緘，某一天，我在你面前開口了，請不要反應太大，反應太大會使我更焦慮，以後更難開口……。就當作我們一直都能那樣聊天，一直都能正常說話，這樣子就太好了。

若我還真的不能跟你說話，請不要逼迫我，請給我時間。我不用言語回應時，並不表示聽不懂、不理解。同時，也請保持尊重，不要隨意越線，如肢體的碰觸或是試圖逼迫我說話。這樣的行為只會增加我的焦慮與憤怒，未來更不可能再開口說話了，也讓傷痕累累且疲憊的心再蒙上更多陰影。

雖然無法在班上開口說話，但請不要直接跳過我、不要把我當隱形人，給我幾秒鐘的時間。如果老師們可以很平常地問「要跳過還是用寫的嗎？」，或許可以減少尷尬的氣氛，也能讓我有機會表達。或許無法直接口語表達，但有時也有很多想法可以用書寫代替。

我真的很想和你們說話，但焦慮完全吞噬了那個話多到講不完的我。我好想跟你們聊天，但我沒有辦法。希望來來有一天，可以讓你們認識真正活潑、聒噪的我。因為我本來就會說話呀！

◆黑白灰（十歲選緘孩子的家長）

兩個女孩

這輩子最神奇又奧妙的，應該就是有兩個生命來到了我的人生當中。妮是姐姐，頤是妹妹，相差了一歲八個月，我用同樣方式撫養教育的小孩。食、衣、住、行、育、樂明明都幾乎一樣，但性格就是明顯不同。

妮是一個溫暖貼心的孩子，對於週遭人事物，總有很強的適應力，總是笑臉迎人，有樂觀開朗的形象，應對進退得宜，基本上是個根本不需要擔心的孩子。

頤是一個沉默寡言的孩子，對於自己份內的事總是有條有理，能夠按表操課做好大人交待的事，但卻因為常常面無表情，所以看起來總有點漫不經心。

這樣兩個反差極大的孩子，在我心裡是兩個完全不同的個體。一個粉紅色，一個藍色。一個急驚風，一個慢郎中。一個興趣多變，一個專注固執。一個喜歡唱歌跳舞，一個喜歡畫畫拼圖。有時總貪心的想，能不能把各有優缺點的她們揉一揉再分開？

還記得我自己在小學二年級之前，就是個極度沉默內向的小孩。不論是在班上和同學的相處，或是上下學搭校車的時間，總是一個人在位置上，隱身在空氣中，自己做自己的事。那是一段沒什麼朋友、沒什麼興趣嗜好、甚至沒什麼聲音的時光。非常非常討厭被老師叫到名字，也恐懼任何關注我的眼光，例如：需要不斷和親戚朋友微笑打招呼的場合，或是被要求站在景點前面拍張照，卻怎麼都笑不好的時刻……。

長大了之後，經過一些環境所逼的化學作用，慢慢忘記了那種全身僵硬、臉和耳朵瞬間漲紅的感覺，可是到底是什麼時候開始可以自然地交朋友、可以大方地與人交談？什麼時候開始能拿起麥克風在KTV唱歌、能在球場和陌生人打球？這些自然而然出現的轉折點，原本覺得不重要了，但在害怕自己小孩未來會碰到挫折的這時候，好像又變得重要了起來……。

直到今年邁入了四十歲，我才慢慢發現，其實這兩個女孩，就是兩個不同時期的我。

從成為媽媽的那一刻開始，註定就是要為小孩擔心一輩子，我只有兩個女孩，卻有千百萬種各方各面的擔心。但也必須承認，其實就連自己，都是個難以捉摸又不斷改變的個體，所以從來就不應該只因為一個面向，就用自己的思想框住她們。

願我能更有智慧的，帶這兩個女孩，一起找到更多元的自己，一起更好。

◆林少湲（諮商心理師）

心的光芒

老師和小心溝通時，發現她眼神空洞且沒有任何動作、不與人互動、上課呆坐不動、不吃午餐、下課坐在座位上，不確定是否有如廁，轉介到學生輔導諮商中心後，我服務了小心兩年，能筆談後，她告訴我國小低年級時因說話很直接，因此有同學不想理她，她覺得別人不喜歡她說話，那就不要說話好了！在學習上不懂與挫折時，因為不能說話無從被了解與協助，與師生的心理距離便越來越疏遠，在學校更不自在。同學想嚇小心看她會不會說話，還曾經有同學跟蹤她回家。

親師座談與合作

找小心的父母到校時，父母都很驚訝，在家裡滔滔不絕的小孩，在校是這麼壓抑，國小時，雖然老師有提過，但家長看到她在家的表現，總想說上國中就會好了，沒想到更嚴重。

我分享過往接觸不說話孩子的輔導經驗，小心在需要說話的情境說不出話來（如教育、社區或社交場合），但家中說話很自在，可能是「選擇性緘默症」，通常是五至八歲開始，很需要親師的協助與支持，因為國中新環境、同學、老師、更多口語發表與討論課程，小心很需要幫忙。

特教組長介紹特教服務，學習中心每節授課師生比是一比三原則，人數少會增加小心的安全感與互動意願，並安排學習適性課程，個管老師會讓其他老師知道怎麼和小心互動，第一次鑑輔會是疑似生，判別是確認生之後，可申請特教助理員提供個別服務。

醫療與諮商的介入

兒青醫師評估小心是選擇性緘默症（selective mutism）並安排診所心理師晤談，小心願意跟醫師還有心理師晤談，建立安全感與信任後，在小心知情同意下，診所心理師讓學校知道小心的想法與適合的互動方法。

導師的支持與關懷

雖然小心對導師身分有刻板印象，輔導室對小心來說比較自在，但友善溫和的導師形塑出的班級氛圍，小心不用擔心被欺負，輔導老師進行班輔後，有同學表示想要陪伴小心，每週中午打掃完，來輔導室找她聊天。逐漸，她對學校的感受有些鬆動跟軟化。

導師跟輔導老師討論，用小心願意且做得到的範圍內參與班級活動，讓小心畢業後，是懷念國中生活的。

特教服務

小心因有選緘、學習障礙的特教身分，抽離一些課程到學習中心，小班制讓她感到自在，逐漸願意點頭、搖頭、寫字、到黑板寫字、寫匿名考卷、寫不匿名考卷……，而且越來越喜歡來上課；其他科的老師們，在溝通後，有老師願意到輔導室個別教她實做，像是CPR，也有老師願意給她替代性的作業，特教老師幫小心申請單獨考場服務，讓她能在個別考場寫下考卷內容。

學習中心的課有進展，但小心在轉換教室、體育課、全校性集會、打掃這些有單獨性的動作，她會繃著臉、僵直身體、不太能走進教室，學校團隊跟小心討論困難入班的地方，進行調整。

成為特教正式生後，教師助理員在小心焦慮時，一對一推動她進班，安排她坐在最後面的座位，一打鐘就可以離開教室，不然同學堵在門口，小心不說話會無法走出教室，進行下一堂的課程。

社交技巧課，教師助理員陪同小心增加社區互動，像是到校外用「不說話也能寫的」菜單採買烹飪課食材、午餐，自己付錢並與老闆揮手再見；去郵局學習郵寄與使用ATM等生活練習。

輔導、心理諮商的合作

一開始，我試著讓小心拿筆勾選是非選項、選擇題的選項，做遊戲治療媒材的選擇，有時我會離開現場，以讓她比較放鬆而能填寫，筆談順利後，了解到小心有許多的負向人際經驗：

一、之前跟國小同學一起如廁時，被說尿得好大聲，所以不敢在學校如廁，不敢如廁就不能吃飯與喝水。

二、曾被笑過身材，所以覺得自己跟別人不一樣，認為別人都是瘦子，而瞧不起小心，小心也討厭這樣的自己。

三、在校時認為大家都會看到自己，所以不敢動。

四、覺得在學校就是不能講話，連跟媽媽講電話都不行。

五、連結負向經驗，認為學校是個很討厭的地方。

六、雖然想要低調當隱形人，但其實也想要被喜歡與看到優點。

諮商帶來的理解回到學校與輔導老師分享，一旦理解小心是焦慮引發緘默，老師會主動與小心熱情地打招呼、筆談、嬉鬧、讚美、支持，幫她申請課輔志工做手工藝，她的手工藝做得細緻又漂亮，實習老師幫她上烹飪課。另外，輔導老師在設計輔導活動時，也個別協助她以匿名的回饋方式，跟同班、他班的同學互動，老師的接觸主要在降低焦慮、增加互動的正向經驗。

愛是最大的改變動力

升高中前，家長帶小心多次到高中走走，認識環境，包括上下學的交通路線、各處室、教室、廁所位置，小心在支持下逐漸有更多的信心，她嘗試減重讓她更有信心，由於小心媽媽長年都帶著她去從事宗教活動，她願意參與青少年活動，努力地讓自己開始可以說話，友善的宗教環境是小心第一個成功的說話經驗，讓她更有信心挑戰高中時說話，剛開學勉強自己，壓力很大，也會哭，但現在可以跟師生說話了。

說話之後的挑戰

小心升上高中、開始說話後，覺察到國中是充滿著保護與支持性的環境，到了高中時，課業、人際需要自己獨立面對，雖然學習落後、不習慣交那麼多的作業、還不太知道怎麼跟同學較深的互動，但自從暑假到現在已經充滿好多好多突破，小心的高中生活交織著遇到困境時的眼淚，與突破困境時對自己的肯定，就像一絲微弱但正在嶄露的光芒，那是心的光芒。

心理師的反思

跟一般諮商盡量提供開放式問句不同，心理師須預想好選緘者不使用口語，準備替代語言的工具，像是字卡、二選一、指導語，有時我會在說完指導語後，離開三分鐘，以讓她能放鬆做選擇或寫字，也需要練習自說自話，找到會讓選緘者更為自在的反應方式，像小心喜歡我使用幽默的肢體與表情，我如果出糗、猜錯時，她就會笑得很開心來告訴我她的想法。

每一個選緘者都不一樣，可能從完全僵硬、眼神迴避，到第一次就能說話都有可能，在每一次互動的當下，去評估適合的方式，在諮商以外，親師合作才能提供更多影響力，很幸運我跟團隊的互動中，彼此對小心越來越有共識。

以往，我以為選擇性緘默症就是要說出話，但一旦開口，選緘者將面臨各種挑戰，像是學業、人際、表達、溝通、放鬆、挫折因應與自我肯定，所以開不了口時，也練習上述挑戰，開口可能是水到渠成的結果，但在那之前，還有很多事情是可以學習的。

叮嚀與建議

幫助選擇性緘默症的第一步，就是先聽師長們觀察到的現象，並協助師長理解緘默行為來自於焦慮，而非自願、喜歡、蓄意，接下來盡可能地：

一、看到或培養他的強項，建立學生的自尊和自信。

二、減少他的焦慮源，但逐步幫他架構如何適應。

三、不勉強他說話，但讓他知道說話是很自然的。

四、因應不說話的替代性作業、匿名作業，鼓勵與協助他做到，以累積成功經驗。

五、不輕易放棄，設想好他能做的事情，逐步增加非口語的溝通表達方式。

六、有時選緘會有完美傾向與害怕失敗、害怕被拒絕，用態度與語言讓他相信，他是夠好的，是被喜歡與接納的。

七、如果他有意願練習開口，可在彼此同意下設定練習的階層。

選緘的個案、家長及學校在彼此理解下，往往就會找到施力點來合作，醫療或諮商、社區都是可以使用的資源，相關書籍與社團也很有助益，像是書籍「為什麼孩子不說話：選擇性緘默症，一種選擇不了的沉默焦慮」、ＦＢ社團「台灣選擇性緘默症協會」、「選擇性緘默症者&家長&老師的討論區」，這些資源都可以理解與協助選

（本文人事時地稍做修改，且經個案同意公開）

擇性緘默症者。

◆劉雅真（國小老師、「選擇性緘默症者&家長&老師的討論區」創辦人）

那一年，班上有一位孩子，他在上課中完全不回答我的話，也不讀課文，下課不會跟同學玩，更不會與同學交談！他總是很怕我點到他的名字，我感到非常納悶。於是打電話到孩子家裡，媽媽說他在家裡很活潑，會分享在學校的一切生活，也很會跟哥哥吵架！我聽到更驚訝了！為什麼一個孩子可以在家裡跟一般小孩一樣，可是到學校卻一句話也說不出口？而且輔導老師說他在學校已經三年不開口了，我感到難以置信，這樣的日子有多孤單啊！

這是我第一次遇到這麼特別的孩子，我決定找出原因！我知道這個孩子一定需要幫助！於是我打電話到台中教育大學特教系諮詢。

「選擇性緘默症」？第一次聽到這個名詞，我驚訝不已！在教授的解說幫助之下，我利用班級經營的技巧，以及減敏感技術，首先在孩子的身邊旁座位旁安排一些熱心的小孩，協助他在生活上所需，再請同學找他一起出去玩。接下來進行很多次的家訪以及電訪，主要是讓孩子感受到我的善意，除了讓他對我熟悉之外，我也想了解孩子在家中的情形，以及家人之間的互動！我發現孩子的家庭與一般家庭無異，父母也都很愛孩子。

在媽媽的不斷鼓勵之下，孩子終於在電話中跟我說第一個字「好」，踏出了這一步，進步就非常神速，也變得簡單許多！我開始鼓勵他在電話中背唐詩給我聽，接下來讓他在教室裡背給我聽，爾後再安排一個他比較喜歡的小朋友在旁邊聽，慢慢地，我藉口有事要離開教室，讓他單獨背誦給同學聽。同學們都說：「老師！他會說話耶！」我聳著肩微笑回答：「他本來就會說話呀！所以，你們可以開始打電話給他囉！」

一個三年來在學校都不開口說話的孩子，下學期末的時候，幫我拿麥克風叫同學的名字、背唐詩給全班聽！我開心極了！父母親當然也是如此。

後來我決定將這個輔導紀錄留下來，以備將來有老師遇到選緘孩子時可以參考。除了寫在部落格之外，後來更成立了臉書「選擇性緘默症者&家長&老師的討論區」。在這個社團裡有家長、老師，還有心理師等專業人士，會員除了台灣之外，更包含香港、大陸及韓國。目前人數已超越三千人。我發現選緘孩子比我們想像的人數還要多更多，需要被幫助的老師及家長更不在少數！

今年我終於到校園進行第一場的校園推廣了，希望全天下的選緘孩子，能在校園裡更無憂無慮地學習，這是我最深的期盼！

異地求學

——Ayaha在芬蘭

【芬蘭留學，感謝Rochelle協助】

二〇一八・八・二十九

我開始在芬蘭的赫爾辛基大學讀書，這是我生命中夢寐以求的願望。這兩天，迎新博覽會讓我十分掙扎。

昨天，我跟隨我的導師小組完成了十二個步驟，卻由於人潮與喧囂過甚，所以感覺不太舒服，以致於不能做完剩餘的僅僅六步驟。再者，小組成員一起吃午餐，我的芬蘭導師詢問我要不要參加，可是，我還是沒辦法。午後還有一場會議，我能夠去到教室，但是我很害怕見到那麼多學生待在教室裡，便跑開了。那是場兩小時的會議，我試圖返回教室卻徒勞無功，在建築外哭泣。當時，Rochelle不斷安慰我。回到家裡，我嚎啕大哭，看著Rochelle的照片才逐漸冷靜下來。

今天凌晨四點我就睡醒了，實在太緊張了，那時候Rochelle也傳訊息陪我聊天。之後，我出門前往今日會議地點選課，然而我無法登入系統，我的密碼中含有「|」，我不知道該怎麼將它輸入。但是我剛開始無法告訴我的導師，他誤以為我的帳號出了問題，帶我到另外一棟大樓的資訊中心。我用手機打字，寫下「我只是不知道怎麼輸入|」，卻無法拿給他看。每時每刻，Rochelle傳訊息給我，告訴我應該如何試著讓導師知道，最後我終於做到了。

非常謝謝你，Rochelle！

我和其他學生共享午餐，並且參與城市旅遊。在觀光的過程中，我將拍下的相片傳給Rochelle，就像她一直和我同在一起。

儘管我認為出國念書對於選擇性緘默者而言是一件很困難的事情，可是我那麼愛芬蘭，就會盡己所能做到最好。

我真的很謝謝Rochelle，若是沒有她在，今天我只能哭泣，不能做任何事情。

【在新學期開始前，在十月的選擇性緘默症意識月前】

二〇一八・九・四

明天，我有在芬蘭的第一堂大學課程。我無法想像那些課程是怎麼樣的，或許有很多需要說話的活動，所以我希望能夠找到我自己的「語言」去參與。

平常，我只是告訴他人我的口語表達有困難，但是從現在開始，我會跟他們說我有選擇性緘默症。因此我製作了一張小卡片，當有人在課堂中和我說話時，我會試著向他們展示它。如果我能夠告訴別人我的緘默，我很確定自己可以給他們更多相關資訊，例如：由於焦慮，我遇見他人時的面無表情，而非我不想與他們互動。展示卡片是一個單純的動作，不過對我來說談何容易，向別人敞開心扉實在太恐怖了。我真的很想與他人筆談、對他人微笑、與他人走在一起、跟別人用餐，最終和他們說話，所以我會竭盡全力——也就是說，向別人展示這張卡片。

下一個月是我們的選擇性緘默症意識月。若是我可以告訴別人我有選擇性緘默症，他們確實能夠從觀察我、與我互動中學到選緘相關的事情。那是一個很棒的方式去提升大眾意識，不是嗎？

千里傳音
——那些有你陪伴的日子

【新學期的第一天】

二〇一八・九・十

親愛的Ayaha：

今天是我們學校開學的第一天。我覺得很暈眩，早上還嘔吐了。我的心理師告訴我，這些症狀或許是我的焦慮所致。

今天下午我出席倫理學課程，授課老師要求我們在這學期進行口頭報告，那對我而言著實是一大挑戰。下課以後，我以嘴形無聲地跟老師訴說我的困境，她理解我的狀況（雖然誤以為我沒辦法出聲），也允許我以書面報告代替。而且，這位善良的女性溫柔地安慰我，告訴我不需要過度擔憂課堂評量標準。

即使我認識系上同班同學已經兩年，每當與他們相處，我還是會有點緊張。但願在不遠的將來，一切都能漸入佳境。

你的新課程怎麼樣啊？

Sincerely,

Rochelle

【束手無策的三堂課】

二〇一八・九・十一

親愛的Rochelle：

今天我有三門課。第一堂課中，我實在太緊張而遭受嚴重的胃痛，很難待在教室裡，所以我到外面透透氣再回來。課程中有兩位老師，我只有事先告知其中一位老師我的難處，但實際上是由另外一位老師負責這一門課直到十月初。下課後，她走向我，告訴我特教單位知會她，我可能時常離開教室，「那沒有關係。」她說。可是她沒有提到我說話困難的部分，所以我很擔心她是否明白我的緘默。

另外，我們需要跟坐在旁邊的人介紹自己，然後再向大家引見這位伙伴。坐在我隔壁的女孩詢問我的名字，可是我沒有辦法回答，只能以文字讓她知道我的困難，也可以稍微與她互動。當我們向全班介紹時，她也做了我的那部分。課堂後，她問我這樣子還行嗎，也跟我說有需要可以隨時找她幫忙。我能夠對她微笑和揮手了。

在第二堂課時，我什麼也沒辦法做。第三門課是芬蘭語，有很大比重的小組活動。我無法參加，寸步難移，身體就像被冰凍住了。老師善解人意，她有時候會向我提問取代小組活動。希望下次上課我能夠參與其中。

最近，不只是說話，移動頭和身體都很難，我正在奮力掙扎。但是你的努力總是帶給我能量。保持聯絡、互相合作！

God bless you,

Ayaha

【開始以寫字參與小組活動】

二〇一八・九・十六

親愛的Rochelle：

上星期三芬蘭語課，老師要我們練習和彼此對話。第一次上這門課的時候，我只能坐著，沒辦法參加兩人活動，然而，這回老師走到我身邊詢問：「要不要以寫字的方式參與他們？」我很想要，所以點了點頭。可是，我沒辦法挪動我的身體，於是，老師讓一位男孩坐到我隔壁。他真的很善良，總是等待我寫完字句、對我微笑。在他面前書寫耗費了我許多時間，但是我很享受小組活動。在那之後，其他同學往我們這邊移動，我們一起玩了遊戲。課程結束後，「謝謝你今天跟我一起玩。」那位男孩對我微笑。我很開心，也能夠向他報以笑容。

每一天、每時每刻都是挑戰，我現在和許多問題搏鬥，卻非常高興待在芬蘭。我會盡力而為，比起沉溺於「我不能做的」，我也想要聚焦於「我可以做的」。

Best wishes,

Ayaha

【新朋友】

二〇一八・九・二十三

親愛的Rochelle：

打從我離開日本，一個月已經過去了。對我來說，這段時間很漫長，我很感謝你的支持。

上星期五的人類學課程，我們有一場辯論。學生們被老師分成兩組，站在教室的左邊與右邊。但是我沒辦法在課堂中說話，因此，老師讓我記錄下他們的討論，並且評論這場辯論。我坐在中間，被其他同學們環繞，我可以寫下筆記，卻非常緊張。討論過後，老師徵詢我的意見，但是我動彈不得、低頭不語。我覺得不太舒服，需要多一些時間才有辦法離開座位。

那堂課結束了，有一位女孩朝我走過來，她對我說：「嘿！我看到你手裡握著嚕嚕米的小手帕，你喜歡嚕嚕米嗎？」那條手帕是我的兩位妹妹送給我的生日禮物，我總是隨身帶著它。我點點頭，用手機打字的方式向她說明。在那之後，她又問了我其他的問題，而我以打字回應。她邀請我共進午餐，我欣喜若狂地點頭答應。她一邊走，一邊將許多地方介紹給我，吃午餐的時候，她教我如何享用芬蘭的食物，我們也談論我們的家庭、教育體制、學業等等。午餐過後，我們一起去了一趟書局，她總是等候我打完字，即使是漫步在街道之時。令人最難忘的是，她要我以後在上課的時候坐在她旁邊，她願意替我說出看法。我簡直無法置信那是真的。

我總是被你面對逆境的努力和勇氣所鼓舞激勵。雖然有許多困難等著我去面對，但願我能夠樂在其中。

Sincerely,

Ayaha

【實驗、討論及桌遊】

二〇一八・九・二十五

親愛的Ayaha：

我沒有留意到過去一個月內，我們每天都用Messenger保持聯繫。聽到你在芬蘭遇見一位人很好的女孩，真為你高興！

上星期四，我有一堂生理心理學實驗課，老師期望學生們學習如何安撫實驗用的大白鼠及注射藥物。上課前，我覺得有點焦慮，因為我不認為自己從容自在地享受這個過程或者和老鼠玩得很開心。加之，我必須近距離直接面對我的組員們，雖然他們大多數是我系上的同班同學，我跟某些同學並不全然熟悉。

然而，課堂中恐懼漸漸消退。每一組又分成幾人小組，Brittany還有其他兩位女孩跟我一起做實驗，他們三位都很善良、友善。Brittany是我們當中最勇敢的女孩，最先開始嘗試將老鼠捉出飼養箱外，安撫牠的不安、把生理食鹽水打入牠的腹腔裡，之後，她鼓勵我試試看。大白鼠毛茸茸的、軟軟又硬硬的，比我想像中的體型還要巨大，最終當我可以將牠放入我的臂彎、摸摸牠的時候，老實說，牠還挺溫馴、可愛的。下課後，我跟Brittany一起騎腳踏車回宿舍，途中我們聊到外籍學生騎單車跟我們的不同，我時常覺得他們騎單車所帶的氣質很帥！（不像我一樣「土」）

臨床心理學課程中，我們須要跟小組成員討論作業、提出自己的想法，我的同學們都知道我說話有障礙，所以他們幫我唸出課前所寫的書面作業，或者自行閱讀我的文章。我很感激他們。另外一門課，由於沒辦法說話和焦慮的緣故，我沒有和同學一起玩教育性質的桌遊，只是在一旁觀看、學習。後來，老師要求我們寫下幾位同學的人格特質在小便條紙上、交給本人，我收到三張組員給予的紙條，在他們眼中，我是一位內向、害羞、安靜的女孩。也許這是我在學校裡一部分的模樣，但是並不等於「我」，不是嗎？

Sincerely,

Rochelle

【抬頭往前看】

二〇一八・九・二十七

親愛的Rochelle：

這應該是一封長信，最近兩天我經歷許多事情。

兩天前，我突然意識到之前在日本家鄉的大學裡並沒有團隊作業，所以也許自然而然地，我會對於如何和他們合作感到困惑。不只有說話，別人在場時的肢體動作，在這些日子裡，都很艱難，課堂中我也無法直視前方。我決定試著在上課時抬起頭，也告訴自己，不論是不是能夠移動或者寫字都沒有關係，我所需要的只是專注於「看前方」這件事情。

星期二時，學生們兩人一組向對方介紹自己的個人期末專題計畫，然後再向全班同學介紹小伙伴的計畫內容。老師到我身邊問我，這些對我而言是不是ok的，我對他點點頭。可是剛開始我仍然緊張地低頭看著地板，後來我意識到自己決定要練習抬起頭來，便抬起頭望向我的小伙伴，她很善良地跟我說可以按照我的步調慢慢來。縱使需要花費一些時間，但是我可以寫字，那是我第一次可以在課堂中自由移動與書寫，我興高采烈地將我的筆記拍照傳給你。

下課以後，我和之前共進午餐的朋友一起去嚕嚕米咖啡廳，很享受用打字的方式和她聊天。（非常感謝你，Kristina♥）

星期三我有兩門課。第一堂是本土研究課，我們圍成一個圈，老師要我們和坐在隔壁的同學討論文本，這門課中，幾乎所有學生都不知道我有說話上的困難，而我的小伙伴問我有什麼看法，我什麼也沒說，可是有寫些什麼，然而，她並不認為我有寫下自己的想法，說道：「你有閱讀文本嗎？」接著自顧自地敘說她的觀點。「有，我讀過文本了，而且和你有不同的意見。」我在心裡對她說。我嘗試向她展示我所寫的文字，卻力不從心，也許她會覺得我沒有閱讀文章，更沒有自己的看法。我覺得很挫折。

芬蘭語課程是第二門。有許多的兩人活動，上次我並沒有辦法加入他們，我的身體就像石頭一般沉重難以撼動，老師問我什麼方式對我而言是最好的，可是我不知道怎麼回答，所以她以芬蘭語詢問我是非題，代替和其他同學一起。因此，這堂課前，我是先寫了小紙條，描述我想要用書寫的方法參與他們，但是緊張、焦慮時我很難移動，同時，我害怕不能說話的情況會帶給其他同學疑惑。這次我依舊沒有參加，我試著到老師旁邊將紙條交給她，卻做不到，站在她前面幾乎三十分鐘，她保持微笑，告訴我沒關係、她不趕時間，可是我實在太緊張了，她說也許寄email給她對我而言會比較好，我們走出教室，我很想要把紙條給她，她終於發現、閱讀，跟我說會請其他同學移動到我身邊，也會告訴他們我會以書寫的方式加入他們。我鬆了一口氣，卻也對於耽誤她這麼長時間覺得抱歉。

我試著抬起頭，真的有效，我也能夠用寫字來自我表達，儘管並不完美。這些事件確實印證了我的進步，也許我不用感到失落，可是我現在真的好累啊！

Best,

Ayaha

【焦慮提高、特教資源】

二〇一八・九・二十八

親愛的Ayaha：

聽見你的進步，我覺得很高興，你做得真棒！我真為你感到驕傲。這也會是一封長信，所以我會在每一段開頭下一個小標題。

〔焦慮提高〕

這幾天，我的情緒相對穩定，稍稍不再那麼深受情感性疾患之苦。然而，焦慮程度節節高昇，忍不住一直撕嘴唇表皮，摳弄、拉扯至流血的地步，依然無法停止。

〔諮商&生理心理學實驗〕

星期三和心理師晤談時，我經歷了類似恐慌發作的過程。雖然上學期我們談得很好、玩得很好，那天我還是沒辦法跟她講話。生理心理學實驗課時，助教要我們報上自己的名字方便點名，班上一位同學在那時候望向我，以嘴形詢問我是否需要幫忙，我點點頭，事後也私下跟她道謝。課程實驗中每位學生都要負責測量一項大白鼠的刻板行為時長，有一位同組的女孩詢問我想要測試哪一項？如此一來，其他的組員也都盯著我看，我雙眼發直、動彈不得。感謝她對我的情況了然於心，並且迅速來到我身旁解圍，並與我商議。

〔特教老師〕

昨天我去了一趟資源教室（他們為特殊教育需求的學生提供服務），想要詢問一些關於之前選課事件的問題。我緊張得躊躇不前，在資源教室外的走廊徘徊逡巡了十多分鐘。真的不願意任何選緘的小伙伴們遇見和我相似的事情，所以我推著自己勇敢往前，去瞭解相關的法規或措施。負責系上特教生的老師不在，我遇見了另一位特教老師，她記得我昨天上過她的通識課，不過我還是沒有跟她說話。她溫和親切地把紙筆交給我，告訴我可以坐下來休息，如果有任何需要，都可以去叫她。在特教老師回到辦公座位後，我寫下此行的目的，走到她身旁，把小紙條拿給她看。她同理了我受傷的心情，也給予許多關於特教鑑定的資訊，出乎意料之外，我竟然能夠在她面前寫字，而她總是耐心地等我寫完想說的話，我覺得很激動、很興奮，以前我從來沒有做過。對我而言，寫字和打字很不一樣，打字的時候手比較容易自由移動，何況，當我覺得焦慮時，時常會忘記字要怎麼寫。最後，「我好欣賞你昨天聽課的時候好認真、好專心，上課的時候我都對著你講話。」老師笑得好溫柔。

〔回診〕

今日午後，我去醫院回診。醫師問診時，留意到我嘴唇上的傷口，關心道：「你是不是還是會很緊張、很焦慮？」得知我在過去幾個星期，好幾回心臟怦怦急跳、呼吸短促喘不過來，她開了一些備用藥給我。就像醫師建議我的一樣，但願我可以快點學會如何靠自己控制、調整這樣的狀況。

Yours truly,

Rochelle

【兩大挑戰】

二〇一八・九・三十

親愛的Rochelle：

你這麼積極行動，真是太棒了。我懂得在恐慌發作中掙扎是多麼艱難的事情，畢竟我已經遭受恐慌之苦八年了，在上課的時候我很擔心它突然侵襲。我希望你的藥物會有效。

下星期一，我有兩個挑戰。其一，一個短時間的考試，由於恐聲症（聽覺敏感）的緣故，我以前都是在獨立教室考試，但是我真的想要能夠在普通教室跟其他同學一起考試，所以，這一次我會試著在教室作答。僅僅十五分鐘的考試，是我極大的挑戰。

此外，星期一我有三門課，其中兩個是本土研究課和芬蘭語課，如同我之前曾經於信中提及的，這兩門課是我的麻煩，我不確定自己可以怎麼做、應該怎樣解決問題，所以我出席課堂、經歷各種情況，摸索最適合我參與課堂的管道。我很緊張，但是發覺本土研究老師更新課程進度表，也公佈討論主題，所以我事先寫下自己的看法，然後在課程需要的時候拿出來。我會再請老師給予討論主題的詳細情形，以便課前準備，總覺得事先寫出來會是一個好方法。有點擔心自己是不是能把小紙條交給老師，上週的芬蘭語課時，不是那麼順利。不論如何，我會盡力。

Warm regards,

Ayaha

【工作坊&終將過去】

二〇一八・十・一

親愛的Ayaha：

星期天我參加一場學校諮商中心所舉辦的工作坊——易能卡工作坊（結合易經與現代諮商輔導技巧），縱使我從來沒有因為選擇性緘默症導致的口語表達困難而侷限自己從工作坊中學習、帶著自己去經歷，然而，這次我的焦慮程度實在太高，一大早就七上八下、忐忑不安，這是第一次到達會場時，我不斷地在心中哀嚎：「到底為什麼要來這裡？」就像過去每一次工作坊一樣，活動正式展開前，我把寫著自己「有選緘、需要協助」的小紙條交給帶領者，整天活動的過程中，都能感受到心理師（帶領者）默默關注的眼神，卻不直接幫我做些什麼，她的守護讓我能安心學習、成長，並非過度保護，這對我而言無疑是最好的。

活動中，我們需要兩人一組，與對方分享自己的生命曲線圖（人生的高潮低谷），說說自己的故事。剛開始我很緊張、很尷尬，鄰座的女孩詢問我的科系，我卻沒有辦法用說的，所以從書包拿出鉛筆、在筆記本上書寫回應。另外，我也讓她瞧瞧我自製的選擇性緘默症小卡片，她是目前第一位看過這張卡片的人。我們聊了很多，（當然我是用筆電打字表達自己的想法），她是一位很可愛、友善及溫暖的女孩。我也和她分享我們的粉絲專頁，她也為我們的故事感到驚艷。另外，我們計畫未來的某一天一起出去玩（或許是騎單車去漁光島）呢！

上星期五，我有一門叫做「佛教思想與現代社會」的課程，是哲學老師教授的。

他在上課時，告訴我們一個很特別的觀點：「一切終將過去，沒有人可以在逝世後帶走任何東西。這會提醒我們，榮耀時保持謙卑，失敗時也不用過於難過。」似乎星期一有許多挑戰等你去面對，或許這樣的觀點可以幫助你從容不迫、冷靜沉著處理任何狀況。我相信你能夠做得很好，你真的是一位很勇敢、很有智慧的女孩。

Warmly,

Rochelle

【完成挑戰】

二〇一八・十・二

親愛的Rochelle：

謝謝你鼓勵我，你的努力帶給我勇氣和力量，我總是因你而感動，Rochelle。

昨天是充滿挑戰的一天。第一，和其他同學一起考試。通常我都在另一間小教室單獨應考，所以我很擔心自己是不是可以在原教室考試，儘管我的緊張冰凍了身體，卻可以作答並完成它。

第二，下課後我嘗試將小紙條給本土研究老師看。不只是說話，在課堂中寫字對我而言也很困難，所以我希望她事先告訴我討論的主題，這樣子我就可以在課前寫下我的想法、跟其他學生交流。就像上個禮拜我試著向芬蘭語老師展示紙條時一樣，我太緊張了，想要走向老師，卻只能手持紙條、站在我的座位後面。幸好，老師有發覺，並來到我的身邊，然而，我只是站著，並不能做任何事情，她要我一起把桌椅擺放整齊，那幫助我降低恐懼，在此之後，我們走向外面，老師要我和她分享那張紙條，我想要點頭答應卻抬不起手，覺察到的她拿起紙條閱讀，並告訴我那是個好主意。我再一次放鬆下來，但是很抱歉浪費她的時間，而且我很好奇為什麼我的焦慮和緊張會使我的身體卡住，那真是選擇性緘默症的神祕之處。

我還有一堂芬蘭語課，這是自上次展示小紙條以來第一次上課，我沒辦法隨心所欲的動作，老師給我一些指引，例如：「你可以往後看嗎？」、「他是你的組員」、「現在你可以寫在這裡」等等。我以書寫的方式參與小組活動，因為我需要比較長的時間，所以我的組員們就和彼此聊天、耐心等待我，謝謝他們的善良。課程尾聲，我突然覺得很焦慮、無法寫字，老師跟我說說話、試著幫助我，還是徒勞，然而，我很高興可以參加一部分的活動。笑顏靜靜在我心中綻放。

Warm hugs,

Ayaha

【神奇的兩日】

二〇一八・十・三

親愛的Ayaha：

我對你也很感激。你的勇敢與努力總是能夠激勵我，就好像你一直都在我身邊一樣。

〔筆電壞了〕

星期一早上，當我正在書寫我們的故事時，我的筆電突然壞掉了，我覺得很焦慮不安、無比擔憂，因為我的生活很大一部分仰賴筆電，我用它做筆記，在我無法說話的時候以打字溝通、自我表達。如果沒有它，我的學校生活會變得更加艱難。我傳訊息給你，你也很擔心我的狀況，卻溫暖地安慰我。雖然我沒有找到前室友幫我搜尋的維修店家，倒是在途中覓得另一間商店，終於讓我的筆電起死回生。儘管我已經在這個城市生活了將近兩年，但是很少離開校園周圍，這是我第一次騎單車去到這個城市的另一個區域，即使它距離我的學校還是不遠，我確實自我突破了。對我而言，繁忙的交通與擁擠的人群都很可怕。另外，雖然我一開始很緊張，卻漸漸可以跟店員說話，還能進一步告訴他細節。

〔諮商〕

今天早上，我跟心理師進行諮商晤談。這學期我實在太焦慮了，前兩週晤談時都沒辦法順利和心理師說話。今天我可以說幾個字，仍然緊張地摳指甲、撕嘴唇表皮。心理師告訴我可以用書寫、打字等覺得自在的方式，討論我想談的議題。當她望著我的時候，我什麼也沒辦法做，她詢問我：「怎麼了？有什麼需要幫忙的嗎？」我問她：「可不可以不要看著我？」在她將視線移動、面向牆壁後，我躲到她身後的沙發，也可以順利地、自由地打出自己的想法。這段時間很美好。

〔特別的一天〕

今天是令人驚艷的一天，也是非常幸運的一天。午後，我和班上兩位女孩說了好多話，我們聊得很開心，我很享受那個過程。他們都很善良、好相處，也總是支持我、關心我、幫助我。從開學到現在，一個月差不多過去了，下午是我第一次和某位新室友說短短的一句話。今天真的是很特別的一天。

Best wishes,

Rochelle

啟思路13　PE0166

不說話的女孩：
雖然我們有選擇性緘默症，但是有話想說

作　　者　Rochelle、Ayaha
責任編輯　陳慈蓉
圖文排版　林宛榆
封面設計　王嵩賀

出版策劃　釀出版
製作發行　秀威資訊科技股份有限公司
114 台北市內湖區瑞光路76巷65號1樓
電話：+886-2-2796-3638　傳真：+886-2-2796-1377
服務信箱：service@showwe.com.tw
http://www.showwe.com.tw
郵政劃撥　19563868　戶名：秀威資訊科技股份有限公司
展售門市　國家書店【松江門市】
104 台北市中山區松江路209號1樓
電話：+886-2-2518-0207　傳真：+886-2-2518-0778
網路訂購　秀威網路書店：https://store.showwe.tw
國家網路書店：https://www.govbooks.com.tw
法律顧問　毛國樑　律師
總 經 銷　聯合發行股份有限公司
231新北市新店區寶橋路235巷6弄6號4F
電話：+886-2-2917-8022　傳真：+886-2-2915-6275

出版日期　2019年4月　BOD一版
定　　價　280元

國家圖書館出版品預行編目

不說話的女孩：雖然我們有選擇性緘默症,但是
有話想說 / Rochelle, Ayaha著. -- 一版. -- 臺北市：
釀出版, 2019.04
面； 公分. -- (啟思路；13)
BOD版
ISBN 978-986-445-318-4(平裝)

1.焦慮症 2.通俗作品

415.992 108002438

讀者回函卡

感謝您購買本書，為提升服務品質，請填妥以下資料，將讀者回函卡直接寄回或傳真本公司，收到您的寶貴意見後，我們會收藏記錄及檢討，謝謝！如您需要了解本公司最新出版書目、購書優惠或企劃活動，歡迎您上網查詢或下載相關資料：http:// www.showwe.com.tw

您購買的書名：________________________________

出生日期：________年________月________日

學歷：□高中（含）以下　□大專　□研究所（含）以上

職業：□製造業　□金融業　□資訊業　□軍警　□傳播業　□自由業

□服務業　□公務員　□教職　□學生　□家管　□其它_____

購書地點：□網路書店　□實體書店　□書展　□郵購　□贈閱　□其他

您從何得知本書的消息？

□網路書店　□實體書店　□網路搜尋　□電子報　□書訊　□雜誌

□傳播媒體　□親友推薦　□網站推薦　□部落格　□其他__________

您對本書的評價：（請填代號　1.非常滿意　2.滿意　3.尚可　4.再改進）

封面設計____　版面編排____　內容____　文／譯筆____　價格____

讀完書後您覺得：

□很有收穫　□有收穫　□收穫不多　□沒收穫

對我們的建議：________________________________

____

____

____

請貼
郵票

11466
台北市內湖區瑞光路 76 巷 65 號 1 樓

秀威資訊科技股份有限公司 收

BOD 數位出版事業部

....

（請沿線對折寄回，謝謝！）

姓　　名：＿＿＿＿＿＿＿＿＿＿　年齡：＿＿＿＿　性別：□女　□男

郵遞區號：□□□□□

地　　址：＿＿＿＿＿＿＿＿＿＿＿＿＿＿＿＿＿＿＿＿＿＿＿＿＿＿＿＿

聯絡電話：（日）＿＿＿＿＿＿＿＿＿＿＿＿（夜）＿＿＿＿＿＿＿＿＿＿＿＿

E-mail：＿＿＿＿＿＿＿＿＿＿＿＿＿＿＿＿＿＿＿＿＿＿＿＿＿＿＿＿